T0135951

Kohlhammer

Ludger Tebartz van Elst

Freiheit

Psychobiologische Errungenschaft und
neurokognitiver Auftrag

Verlag W. Kohlhammer

1. Auflage 2015

Alle Rechte vorbehalten
© W. Kohlhammer GmbH, Stuttgart
Gesamtherstellung: W. Kohlhammer GmbH, Stuttgart

Print:
ISBN 978-3-17-028682-5

E-Book-Formate:
pdf: ISBN 978-3-17-028683-2
epub: ISBN 978-3-17-028684-9
mobi: ISBN 978-3-17-028685-6

Für Silla und
Hannah, Antonia, Ansgar und Henrike

»Aufklärung ist der Ausgang des Menschen
aus seiner selbst verschuldeten Unmündigkeit.
Unmündigkeit ist das Unvermögen, sich seines Verstandes
ohne Leitung eines anderen zu bedienen.
Selbstverschuldet ist diese Unmündigkeit, wenn die Ursache derselben nicht
am Mangel des Verstandes, sondern der Entschließung und des Mutes liegt,
sich seiner ohne Leitung eines anderen zu bedienen.
Sapere aude! Habe Mut dich deines eigenen Verstandes zu bedienen!
Ist also der Wahlspruch der Aufklärung«
(Immanuel Kant: Was ist Aufklärung?, 1784)

Inhalt

Vorwort

Die Freiheit ist eine Illusion. Neurobiologische Experimente belegen, dass wir uns das unmittelbare Gefühl, über unsere eigenen Handlungen bewusst entscheiden zu können, nur einbilden. Wir entscheiden uns nicht – wie wir irrtümlicherweise annehmen – aus bewusst ausgesuchten Gründen für oder gegen eine Handlungsalternative, sondern es ist in Wirklichkeit unser Gehirn, welches ursächlich die Entscheidung herbeiführt. Das Gefühl, über unsere Handlungen bewusst entschieden zu haben, ist nur ein eingebildetes Gefühl.

Mit dieser Botschaft werden die Menschen des späten 20. und frühen 21. Jahrhunderts immer wieder konfrontiert. Manchmal kann der Eindruck entstehen, dass die postmodernen Menschen eine gewisse masochistische Lust daran verspüren, das Ideal der Aufklärung zu demontieren, nämlich die Herrschaft der rationalen Vernunft.

Im späten 19. und frühen 20. Jahrhundert war es die Psychoanalyse, die zeigen konnte, dass der bewusste rationale Verstand bei Weitem nicht in dem Ausmaße Herr im Hause des menschlichen Handelns ist, wie er es von sich selber glaubte. In dem Maße, in dem die Psychoanalyse im Verlauf des 20. Jahrhunderts an Überzeugungskraft verlor, scheint die neurobiologische Hirnforschung die Rolle als metaphorische Leitwissenschaft für das humanistische Selbstverständnis übernommen zu haben. Und mit der scheinbaren Unterstützung neurobiologisch-empirischer Forschungsergebnisse treten immer wieder neurobiologische Protagonisten auf der Bühne populärwissenschaftlicher Medien auf, die behaupten, die Freiheit menschlichen Handelns sei wissenschaftlich widerlegt – und ernten damit viel Aufmerksamkeit.

In den 80er Jahren des letzten Jahrhunderts waren es Forscher wie Benjamin Libet, die zeigen konnten, dass bereits einige hundert Millisekunden, bevor ein Mensch subjektiv das Gefühl hat, frei zu entscheiden, zuverlässig Messsignale aus dem Gehirn nachweisbar sind. Die sicher nicht zwingende Schlussfolgerung, dies widerlege die menschliche Entscheidungsfreiheit, wurde Gegenstand zahlreicher erregter Diskussionen. Der gleiche Vorgang scheint sich in letzter Zeit in völliger Analogie zu wiederholen. Nur sind es dieses Mal nicht elektrophysiologische Signale, die vor dem Gefühl der freien Entscheidung gemessen wurden, sondern Signale der funktionellen Bildgebung, die nicht die elektrophysiologische Aktivität des Gehirns, sondern dessen Blutfluss repräsentieren.

Auch wenn es müßig erscheint, die gleiche Debatte mit ähnlichen Argumenten zu wiederholen, so zeigt das allgemeine Interesse an dieser Thematik, dass der Begriff der menschlichen Freiheit fragwürdig geworden ist. Damit verbunden scheint auch die Vernunft – als menschliche geistige Fähigkeit, universelle Zusammenhänge in der Welt und ihre Bedeutung zu erfassen und danach zu handeln – keine konzeptuelle Selbstverständlichkeit mehr zu sein. Beide Begriffe, Vernunft und Freiheit, sind ideengeschichtlich aufeinander bezogen, weil die Grundüberzeugung der Aufklärung, mittels der Vernunft das Denken von doktrinären Instanzen wie der damals dominanten kirchlichen Lehrmeinung zu befreien, Freiheit voraussetzt. Heute dominieren andere Kreise als die damalige kirchliche Oligarchie das Denken der Vielen. Aber die Aktualität der Aufforderung Kants, den Mut zu haben, sich des eigenen Verstandes zu bedienen und die Vernunft anstelle doktrinärer Mehrheitsmeinungen zu setzen, hat in den Augen des Autors nicht an Aktualität verloren.

Doch wie oben erwähnt, fußt das Konzept der Vernunft implizit auf der Möglichkeit zur Freiheit des Denkens. Diese Freiheit ist aber für den postmodernen Menschen keine Selbstverständlichkeit. Mit großer Begierde konsumiert er neue Deutungsangebote der Wirklichkeit, die die Idee der Freiheit negieren – vor hundert Jahren psychoanalytische Deutungsmodelle und heute neurobiologische Befundmuster.

Aber was meinen wir überhaupt, wenn wir von Freiheit reden? Meinen wir politische Freiheit, die Freiheit, die eigene Meinung zu sagen, die Freiheit zu wählen? Oder denken wir eher an die innere Freiheit, Freiheit von Zwängen, eine innere Ungebundenheit und Eigenständigkeit, die

Freiheit, nicht mit dem Strom der sozialen Referenzgruppe oder Peer Group zu schwimmen?

Diese Thematik wird im Folgenden aufgegriffen. Das Buch ist essayistisch verfasst und hat den Anspruch, systematisch und klar verschiedene Facetten der Freiheitsthematik aufzuzeigen und zu bedenken. Dabei sollen folgende Fragen beantwortet werden:

- Wie kann ich Freiheit denken?
- Macht der Begriff überhaupt Sinn?
- Kann angesichts der Erkenntnisse der Hirnforschung wirklich an dem scheinbar antiquierten Freiheitsbegriff festgehalten werden?
- Oder muss der nüchtern und logisch scharf denkende Mensch den Protagonisten einer populären Wissenschaft Recht geben, die die Freiheitsannahme eher für eine romantische Schwäche oder intellektuelle Ängstlichkeit halten?
- Ist die Annahme der Freiheit nur eine konzeptuelle Krücke, um mit der Komplexität der Welt umgehen zu können, oder aber ein Trostpflaster, weil es der intellektuelle Narzissmus des Menschen nicht erträgt, sich selber als komplexe biologische Maschine zu sehen?
- Oder hat der Freiheitsbegriff einen empirisch begründeten Geltungsraum bei der behavioralen Analyse höherer Lebewesen?

Im vorliegenden Buch werden diese Fragen auf eine systematische, hoffentlich klare und auch etwas unterhaltsame Art und Weise aus der Perspektive eines klinisch neurowissenschaftlichen Arztes, Psychotherapeuten und Hirnforschers durchdacht.

1 Einleitung

Dieses Essay thematisiert die Frage nach der Möglichkeit und Sinnhaftigkeit des Konzepts der Willensfreiheit im Zusammenhang mit eigenen Erfahrungen als klinischer Hirnforscher, neuropsychiatrischer Arzt und Psychotherapeut.

Der von mir sehr geschätzte Rudolf Carnap und der Wiener Kreis hätten eine solche Diskussion wohl eher abgelehnt und für unsinnig erklärt, weil die Bedeutung des Begriffs Freiheit zu vage und unbegrenzt sei, als dass man sich überhaupt sinnvoll darüber unterhalten könne. Und wenn man sich in den Feuilletons die öffentliche Diskussion der klassischen Experimente Libets zur Neurophysiologie der Willensfreiheit und jüngerer Variationen dazu mithilfe der funktionellen Magnetresonanztomographie (fMRT) anschaut, so kann man durchaus geneigt sein, ihm in dieser Kritik Recht zu geben. Es wird viel, heftig und kontrovers gestritten über Begriffe, deren gemeinte Bedeutung zuvor gar nicht geklärt wurde.

Dementsprechend beginnt dieses Essay mit einer Analyse dessen, was in der Alltagssprache alles mit dem Begriff der Freiheit bezeichnet wird. Auf dieser Grundlage wird der hier diskutierte Freiheitsbegriff in seinem Bedeutungsraum eingeengt auf den semantischen Bereich der Willensfreiheit. Dieser ist trotz aller begrifflichen Ungenauigkeit der feuilletonistischen Diskussionen letztendlich ja auch der gemeinte Gegenstand dieser öffentlichen Diskussion um die Möglichkeit von Freiheit.

Eine genaue Beschreibung und Analyse des klassischen Experiments von Libet zu den neurophysiologischen Korrelaten von Willensentscheidungen bildet die Basis für Reflexionen darüber, wie wir über Ursachen reden und denken. Dabei wird zum einen klar, dass der Begriff der Ursache und Verursachung mindestens ebenso unscharf von den verschiedenen Teilnehmern der Freiheitsdiskussion verwendet wird wie der Freiheitsbegriff an sich. Zum anderen verdeutlicht eine phänomenologische Analyse des Libet'schen Experiments sowie neuerer fMRI-Varianten dazu, dass bislang gar keine echten Willensentscheidungen Gegenstand der experimentalpsychologischen Untersuchungen gewesen sind, sondern eher zufallsmotorische Phänomene.

Dies kann anhand einer Operationalisierung von echten Willensentscheidungen verdeutlicht werden. Demnach sind Willenshandlungen an folgende Kriterien gebunden: der Begriff Wille ist bezogen auf bewusste Entscheidungsprozesse, Handlungsalternativen stehen zur Auswahl, eine Alternative wird aus Gründen oder Motiven ausgewählt, eine entsprechende Handlung wird in die Tat umgesetzt. Im Weiteren wird dann eine einfache echte Willenshandlung illustriert und phänomenologisch analysiert, die diesen Kriterien genügt, nämlich die Antwort auf die Frage: »Kaffee, Tee oder Bier?«

Die Analyse zeigt, dass es sich bei Willensentscheidungen und Willenshandlungen aus psychobiologischer Perspektive nicht um mentale Teilleistungen handelt, sondern um Komplexleistungen, die auf eine Vielzahl anderer mentaler Teilleistungen und Komplexleistungen zurückgreifen. So werden bei echten Entscheidungsprozessen in der biographischen Vergangenheit etablierte Erkenntnisse in Hinblick auf den Entscheidungsgegenstand abgerufen, die verschiedenen Handlungsoptionen werden auf der Grundlage der biographischen Erkenntnisse modelliert, miteinander verglichen und an die individuellen situativen Bedingungen (Homöostase) und die Kontextbedingungen (Ökologie) angepasst. Bei Willensentscheidungen werden demnach also der gesamte mentale Apparat der Erkenntnisbildung, der Gedächtnisbildung und des Gedächtnisabrufs, der Aufmerksamkeitssteuerung, des Arbeitsgedächtnisses sowie all die operativen Denkleistungen benötigt, die mit Zukunftsmodellierung, analytischem Vergleich verschiedener Verhaltensoptionen, aber auch situativer Impulskontrolle verbunden sind. Die Analyse veranschaulicht, dass es angesichts der empirischen Wirklichkeit der behavioralen Phänomene, die mit dem Begriff Willensfreiheit charakterisiert werden, überhaupt keinen Sinn macht, Willensfreiheit als einfache mentale Teilleistung zu begreifen. Auch ist Freiheit als eine von außen an ein lebendiges System herangetragene Eigenschaft angesichts dieser phänomenologischen Analyse einer einfachen echten Willenshandlung eine nebulöse Vorstellung. Dagegen wird anschaulich klar, dass Freiheit eben eine psychobiologische Komplexleistung höherer Lebewesen ist, die darauf beruht, dass solche Lebewesen – und natürlich insbesondere und in herausragender Art und Weise die Menschen – es schaffen, die Zeit konzeptuell körperlich zu beherrschen. Durch die psychobiologische mentale Fähigkeit, Zukunftsmodellierungen zu generieren, die auf Erkenntnisbildungen aus der Vergangenheit beruhen, entsteht überhaupt erst das Phänomen Freiheit.

Freiheit so verstanden ist also weder eine Gegebenheit der anorganischen Physik noch eine erkenntnistheoretische Notwendigkeit oder theologische Gewissheit, sondern ein Phänomen, welches sich im Rahmen der Biologie und insbesondere bei der Entwicklung höherer Lebewesen als psychobiologisches und behaviorales Faktum überhaupt erst entwickelt. Freiheit – positiv verstanden – ist damit ein Begriff, der eine besondere Qualität behavioraler Sequenzen von Lebewesen – in erster Linie Menschen – beschreibt.

Dieses Verständnis von Freiheit bewährt sich auch in der klinischen Analyse von psychischen Störungen, bei denen die Willensfreiheit auf ganz unterschiedliche Art und Weise gestört sein kann. Sie illustrieren, wie die psychobiologische Komplexleistung der Willensfreiheit in die Körperlichkeit der menschlichen Lebewesen eingebunden ist und damit natürlich auch körperlich gestört sein kann.

Ausgehend von der Grundannahme, dass alle mentalen Prozesse wesentlich (ontologisch) identisch sind mit körperlichen (neurophysiologischen) Prozessen, müssen all diese mentalen Operationen auch als neurophysiologische und damit individuelle körperliche Prozesse begriffen werden. Daraus folgt, dass sie prinzipiell nicht vollständig extern im Sinne einer Messung objektiviert und determiniert werden können. Das zentrale Argument für diese notwendige Indeterminierbarkeit mentaler Prozesse ist deren Körperlichkeit. Denn ein lebendiger Körper ist in Raum und Zeit faktisch einzigartig und damit nicht vollständig determinierbar. Dass auch kleine körperliche Unterschiede wie etwa Punktmutationen im Erbgut, wie sie bei jedem Leser dieses Textes vorhanden sind, zu großen kybernetischen Folgen in einem komplex strukturierten Organismus wie dem menschlichen Körper führen können, illustrieren sowohl die

Erkenntnisse der Gen- als auch der Chaosforschung. Wenn aber – metaphorisch gesprochen – schon der Flügelschlag eines Schmetterlings im brasilianischen Urwald ein Gewitter über Deutschland auslösen kann, so muss sicher die interindividuelle Unterschiedlichkeit der Körper der verschiedenen Lebewesen und Menschen so ernst genommen werden, dass nicht leichtfertig aus großer körperlicher Ähnlichkeit funktionelle Identität und Verallgemeinerbarkeit geschlussfolgert werden können. Dies ist aber nicht nur häufig bei den überzogenen Schlussfolgerungen aus elektrophysiologischen und fMRI Experimenten zur Freiheit der Fall. Eine solche intersubjektive Verallgemeinerbarkeit neurophysiologischer Korrelate mentaler Leistungen geht darüber hinaus auch als methodische Grundvoraussetzung in alle bislang vorgestellten Experimente zur Neurophysiologie der Willensfreiheit ein, da sie Grundlage der individuellen und Gruppenmittelungen sowohl bei den Messungen evozierter Potentiale als auch des fMRI-BOLD-Signals ist.

Bezogen auf die Freiheitsdiskussion bedeuten diese Überlegungen, dass trotz aller Ähnlichkeit im mentalen Funktionieren verschiedener Subjekte einer Art (also etwa Menschen) aufgrund objektiver Befunde notwendig nie sicher auf deren mentalen Gehalt im Sinne der Perspektive der ersten Person geschlossen werden kann.

In diesem Essay sollen aber nicht nur unzulässige Schlussfolgerungen aus neurobiologischen Experimenten zum Phänomen der Willensfreiheit zurückgewiesen werden, es ist darüber hinaus das zentrale Anliegen dieses Textes, die Grundzüge eines positiven Verständnisses von Willensfreiheit als psychobiologische Leistung von höheren Lebewesen zu skizzieren. Dieses positive Verständnis von Freiheit hat den Anspruch sowohl der individuellen Entwicklungs- und Entfaltungsgeschichte von Willensfreiheit im Leben der einzelnen Menschen als auch den klinischen Phänomenen eingeschränkter Willensfreiheit im Kontext psychischer Störungen gerecht zu werden. Denn so wie sich Freiheit als bewusst wahrgenommene Verhaltensoption im Leben eines Menschen erst in zunehmenden Maße mit der Gehirnreifung, dem Erkenntniszugewinn über die Außen- und Innenwelt und mit der Ausreifung der für die Willensfreiheit kritischen mentalen Teil- und Komplexleistungen (Aufmerksamkeit, Gedächtnis, Bewusstsein, Sprache, Logik etc.) entwickelt, so können natürlich all diese mentalen Teil- und Komplexleistungen aufgrund unterschiedlichster Ursachen und körperlicher Erkrankungen gestört sein. Damit kann dann natürlich auch die davon abhängige Willensfreiheit in graduell unterschiedlichem Ausmaße betroffen sein.

Das entwickelte positive Freiheitsverständnis ist ein dimensionales und nicht kategoriales Konzept von Willensfreiheit. Menschen sind nicht frei oder unfrei, sondern mehr oder weniger frei, je nachdem, ob sie Säuglinge, Kleinkinder oder gesunde erwachsene Menschen sind, und abhängig davon, über welche mentalen Teilleistungsfähigkeiten wie etwa Aufmerksamkeitssteuerung, Einsichtsfähigkeit und Impulskontrolle sie verfügen.

Es wird beschrieben, wie die verschiedenen o. g. freiheitsrelevanten mentalen Teilleistungen einen zeitlich strukturierten Bezugsraum interner semantischer Relationen entstehen lassen (Vergangenheit, Gegenwart, Zukunft), der aufgrund seiner ontologischen Körperlichkeit notwendig nicht extern determinierbar sein kann. Dieser zeitlich strukturierte indeterminierbare semantische Innenraum wird mit dem Begriff Endogenität zusammengefasst.

Auch wenn in dem hier vorgestellten Verständnis Willensentscheidungen im engeren Sinne an die notwendige Bedingung von Bewusstsein per definitionem geknüpft werden, so wird auch verdeutlicht, dass der körperlich semantische Raum der Endogenität nicht deckungsgleich ist mit dem Bewusstseinssystem, sondern auch vorbewusste und unbewusste psychobiologische semantische Relationen beinhaltet. So kann verstanden werden, dass auch vorbewusste oder unbewusste Informationsverarbeitungsaspekte den Prozess der Willensbildung beeinflussen können, ohne dass sie ihn aufgrund ihrer Einflussnahme notwendig komplett determinieren. Auch können Fehlleistungen wie Freud'sche Versprecher kohärent in ein rationales Verständnis von Willensfreiheit integriert werden.

Abschließend wird noch einmal betont, dass die Willensfreiheit in den Augen des Autors sinnvoll nur als ein körperliches Phänomen betrachtet werden kann. Das heißt, dass die Willensfreiheit wie auch andere mentale Leistungen (etwa das Sehen von Gegenständen) eine zeitliche Auflösung hat, die wahrscheinlich im Bereich einiger hundert Millisekunden liegt. Diese Überlegung soll den naturalistischen und eben nicht spirituellen Charakter der Willensfreiheit verdeutlichen und betonen.

Es ist eine der Stärken des hier entwickelten positiven Verständnis von Willensfreiheit als psychobiologische mentale Komplexleistung, dass die entwicklungspsychologischen und ethologischen Phänomene der Genese von Willensfreiheit in höheren lebendigen Systemen, aber auch deren klinische Funktionsstörungen bei neuropsychiatrischen Krankheiten gut beschrieben und verständlich gemacht werden können. Die Einordnung dieser Position in eine der großen *ismus-Lager der Freiheitsdiskussion (Determinismus, Indeterminismus, Kompatibilismus etc.) wird nicht angestrebt, da der positive Nutzen nicht erkannt werden kann.

2 Freiheit im Alltag – eine Analyse des alltäglichen Redens über Freiheit

>»Der Versuch, auf dem Wege der Analyse des Beobachtbaren zu bestimmten psychologischen Begriffen zu gelangen, muss sich zunächst an die Sprache des gewöhnlichen Lebens wenden, da nur mit hülfe dieser die Objecte, um die es sich handelt, überhaupt zur Vorstellung gebracht und zur Untersuchung gestellt werden können; denn der Hinweis auf das, was jeder in sich erfährt, ist nur durch die Ausdrücke möglich, durch die er es auszusprechen gewöhnt ist«
>(Siegward 1889, S. 117).

Ich möchte dieses Essay beginnen mit Überlegungen darüber, was wir in alltagssprachlichen Zusammenhängen alles mit dem Begriff der Freiheit bezeichnen. Denn der Begriff hat viele verschiedene Bedeutungsräume. Und auch wenn man wie in diesem Text versucht, die Bedeutung des hier gemeinten Begriffs klarer einzugrenzen, so schwingen doch oft die anderen alltagssprachlichen Konnotationen in einer Diskussion mit. Daher erscheint es sinnvoll, zunächst einmal eine Orientierung darüber zu schaffen, was alltagssprachlich alles mit dem Freiheitsbegriff angesprochen wird.

Die Bedeutungsbereiche, die ich beim Nachdenken über den Freiheitsbegriff der Alltagssprache erkennen kann, möchte ich unter den folgenden sechs Titeln subsumieren: *Meinungsfreiheit,* »*Ich bin so frei«,* »*I Want to Break Free«,* »*Die Gedanken sind frei«, Freiheit und Vorhersage, Freiheit und Kontrolle.* Die Aufsummierung verschiedener Bedeutungsräume des Freiheitsbegriffs erhebt dabei keinen Anspruch auf Vollständigkeit. Auch wird sich zeigen, dass sich die assoziativen Bedeutungsräume der verschiedenen Begriffe teilweise überschneiden.

2.1 Meinungsfreiheit

Die Meinungsfreiheit ist uns allen ein hohes Gut. In Deutschland ist sie im Grundgesetz verankert, wo geschrieben steht, dass die Menschen in unserem Staat das Recht haben, ihre Meinung frei zu äußern, ohne dafür negative Konsequenzen fürchten zu müssen. Allerdings kann sie auch in unserem System eingeschränkt werden. So können inhaltliche Meinungsäußerungen, die dem Tatbestand der Volksverhetzung entsprechen, trotzdem juristische Sanktionen zur Folge haben. Auch werden Beleidigungen nicht durch das Recht auf Meinungsfreiheit geschützt.

Diese Beschreibungen der Meinungsfreiheit machen aber schon klar, dass der so verstandene Freiheitsbegriff ein politischer bzw. juristischer Freiheitsbegriff ist. Freiheit in diesem Sinne regelt die Organisation eines sozialen Systems und bestimmt, was alles gesagt und getan werden kann, ohne Konsequenzen seitens einer sozialen Organisation befürchten zu müssen.

Bei der Meinungsfreiheit wird meistens an Staaten als Bezugspunkt gedacht. Aber auch in kleineren sozialen Subsystemen können ausgesprochene oder unausgesprochene Regeln in Hinblick auf die Meinungsfreiheit gelten. So ist häufig in substaatlichen sozialen Systemen wie z. B. dem Militär, Firmen, religiösen Gruppen oder auch Familien die Meinungsfreiheit trotz des staatlichen Schutzes nicht in der Form garantiert, dass die einzelnen Menschen tatsächlich jederzeit ihre Meinung kund tun können, ohne Sanktionen befürchten zu müssen.

Im Zusammenhang der hier thematisierten Frage nach der Freiheit im neuronalen Netz muss aber festgehalten werden, dass der primär politisch-juristisch definierte Begriff der Meinungsfreiheit nichts über die individuelle Willensbildung oder die Fähigkeit eines Individuums aussagt, Entscheidungen frei treffen zu können oder nicht.

> Der Freiheitsbegriff im Sinne der Meinungsfreiheit ist ein politisch juristischer Begriff. Er hat mit der Diskussion um die theoretische Möglichkeit freien Denkens und Handels wenig zu tun.

2.2   »Ich bin so frei«

>»Ein Glas Sekt?«
>»So früh am Morgen? Ja, ich bin so frei!«

Mit einem solchen oder ähnlichen Kommentar mag so mancher Zeitgenosse früher oder später eine Annehmlichkeit entgegennehmen. Aber was meint er, wenn er in diesem Sinne von Freiheit spricht? Was ist mit dieser Art der Freiheit gemeint?

In einer solchen Situation werden von dem Menschen, der sich für frei erklärt bzw. auf seine Freiheit hinweist, schwache soziale Normen gebrochen, so etwa die Norm, am frühen Morgen noch keinen Alkohol zu trinken. Dieser Freiheitsbegriff thematisiert also das Verhalten von Personen im normativen Kontext eines sozialen Bezugssystems. Mit dem Verweis auf die eigene Freiheit wird angezeigt, dass eine soziale Norm oder Regel erkannt wurde, die im Widerspruch zur Entscheidung des Individuums steht (hier keinen Alkohol am Morgen zu trinken). Gleichzeitig wird die eigene Entscheidung entschuldigt, indem mit dem Verweis auf die eigene Freiheit das Recht in Anspruch genommen wird, die soziale Norm oder Regel zu überschreiten.

Ohne dass schon der hier gemeinte Kernbereich erreicht wäre, klingt bereits das Thema der Willensfreiheit insofern an, als dass das Individuum sich in seinem Verhalten gegen eine soziale Norm entscheidet und damit offensichtlich eine Willensentscheidung trifft. Gerade das Konflikthafte lässt das Wesen einer Willensentscheidung, nämlich das Abwägen von und Entscheiden zwischen Handlungsalternativen, klar hervortreten. Allerdings sind in solchen alltagssprachlichen Kontexten das Zusammenspiel und der Konflikt zwischen individuellen Zielen und sozialen Normen, Regeln und Gesetzen angesprochen. Insofern wird nicht die Frage nach der Möglichkeit von Freiheit individuellen Verhaltens thematisiert, sondern individuell freies Verhalten wird als Realität vorausgesetzt und in seinem Verhältnis zu den anderen einer Gruppe problematisiert.

Die Formulierung: »Ich bin so frei«, weist darauf hin, dass ein Individuum mit seinem Verhalten eine soziale Norm in einer Bezugsgruppe überschreitet. Damit klingt der Freiheitsbegriff im Sinne einer Willensfreiheit an.

2.3 »I Want to Break Free«

»It's strange but it's true
I can't get over the way you love me like you do
But I have to be sure
When I walk out that door
Oh how I want to be free, baby
Oh how I want to be free,
Oh how I want to break free.«[1]

Dieser Text aus dem berühmten Lied »I Want to Break Free« von Queen wird vielen bekannt sein. Das in diesem Lied angesprochene Freiheitsgefühl beschreibt aber eine ganz eigene Bedeutungsdimension dieses Begriffs. Denn der Begriff Freiheit problematisiert in diesem Zusammenhang nicht die Möglichkeit, freie Entscheidungen zu treffen, sondern vielmehr die emotionale Gebundenheit an andere Menschen und damit verbundene Einengungen. Dieser Freiheitsbegriff steht allenfalls in einem indirekten Zusammenhang mit der Freiheit als Willensfreiheit. In solchen Zusammenhängen wird vielmehr der Beziehungsaspekt von Freiheit thematisiert. Freiheit wird hier verstanden als Antipol zu einer emotionalen Bindung. Die mit einer partnerschaftlichen Beziehung allgemein verknüpften Werte wie Liebe, gegenseitige Achtsamkeit, Verbindlichkeit,

---

1 Queen (1984) »I Want to Break Free«; zit. n.: http://www.magistrix.de/lyrics/ Queen/I-Want-To-Break-Free-560.html (Zugriff am 20.01.2015).

Verpflichtung und Treue werden in einer solchen Konstellation von demjenigen, der sich aus einer Bindung lösen will, als zu starke Beschränkung des eigenen Freiheitsgefühls empfunden. Oft sind es Phänomene wie Eifersucht oder ein Besitz ergreifendes Beziehungsverhalten eines der Partner, die in solchen Beziehungen den anderen in seinem Freiheitsgefühl stark beeinträchtigen. Sie führen zu einer Freiheitssehnsucht trotz emotionaler Zuneigung und werden schließlich zum Grund für das von Queen so eindrücklich vorgetragene emotionale Frei-Brechen.

Wenngleich dieses Freiheitsbedürfnis vielen Leserinnen und Lesern aus eigener Erfahrung gut bekannt sein dürfte und damit ein alltagssprachlich wichtiger Bedeutungsbereich von Freiheit angesprochen wird, so berührt Freiheit als interpersonelle Ungebundenheit den hier gemeinten Bereich der Willensfreiheit doch allenfalls am Rande.

> Freiheit als Qualitätsmerkmal von Beziehungen beschreibt Aspekte der interpersonellen Gebundenheit und hat wenig mit dem Begriff der Willensfreiheit zu tun.

2.4 »Die Gedanken sind frei«

»Die Gedanken sind frei, wer will sie erraten,
sie fliegen vorbei, wie nächtliche Schatten,
kein Mensch kann sie wissen,
kein Jäger erschießen,
es bleibet dabei, die Gedanken sind frei.«

Viele werden dieses alte Volkslied kennen. Die in diesem Lied ausgedrückten Erkenntnisse über die mentalen Zustände anderer Menschen sind immer noch aktuell. Gerade in Hinblick auf die wieder heiß geführten Diskussionen zu den neurobiologischen Befunden bildgebender Hirnforschung zum Thema Willensfreiheit erscheinen sie mir nach wie vor bedenkenswert.

Denn anders als mancher neurobiologischer Protagonist es vollmundig verkündet, sind die bunten Hirnbilder als neurophysiologisch-messbares Korrelat geistiger Aktivität am Ende nicht viel mehr als die in diesem Lied besungenen Schatten, die nächtens vorbeifliegen. Denn ob die aktuell viel diskutierten, zitierten und abgedruckten bunten Hirnbilder zur Willensfreiheit nachhaltiger im Gedächtnis der Menschen verhaftet bleiben als nächtliche Schatten, wird erst der Test der Zeit zeigen. Was aber will das Lied genau ausdrücken?

Nach meiner Interpretation wird die Erfahrung zum Ausdruck gebracht, dass Gedanken und andere mentale Zustände anderer Menschen zwar aufgrund guter Menschenkenntnis oder der genauen Kenntnis und Analyse von Gestik, Mimik und Verhaltenskontext manchmal recht gut erahnt und vorausgesagt werden können, dass solche Voraussagen aber doch letztlich immer sehr ungewiss und unsicher bleiben.

Die Fähigkeit, die mentalen Zustände anderer Menschen zu erahnen oder zu erschließen, wird in der Psychologie auch als kognitive Empathie oder »Theory of Mind« bezeichnet. Sie beruht wahrscheinlich wesentlich auf der Fähigkeit zur inneren Imitation wie von dem Bonner Philosophen Lipps konstatiert (Lipps 1903). Allerdings kommt es dabei oft zu erheblichen Missverständnissen, erst recht dann, wenn Menschen Schwierigkeiten mit der kognitiven Empathie oder Theorie of Mind haben (z. B. häufig Menschen mit autistischen Eigenschaften; vgl. Tebartz van Elst 2013).

Dies ist erst recht dann der Fall, wenn der andere sich verstellen und jemanden täuschen, seine Gedanken und inneren Zustände vor seiner Umwelt verbergen will. Dann ist es meist kaum möglich, Voraussagen über das Denken anderer Menschen zu machen.

Gedankenfreiheit wird in diesem Lied also festgestellt in Hinblick auf die fehlende inhaltliche oder semantische Vorhersagbarkeit des Gedachten. Diese Form der konstatierten Gedankenfreiheit hat viel mit Täuschung zu tun.

Es sind die vielen Erfahrungen mit Situationen, in denen man zum Beispiel selber aus einer Höflichkeit heraus anderen Menschen zu ihrem gelungenen Vortrag gratuliert hat, insgeheim aber dachte, dass dieser todlangweilig und irrelevant war. Oder man erlebt, wie andere das eigene Verhalten loben und gut heißen, sich in anderen Kontexten aber kritisch und abwertend äußern. Diese Erfahrungen zeigen, dass man sich trotz guter Menschenkenntnis nicht über die Inhalte des Gedachten anderer Menschen sicher sein kann und dass auch die Inhalte des eigenen Denkens anderen Menschen gegenüber zuverlässig verborgen werden können. Gedankenfreiheit wird also konstatiert aufgrund der fehlenden inhaltlichen (semantischen) Voraussagbarkeit der mentalen Aktivität anderer Menschen.

> Im Volkslied über die Gedankenfreiheit wird Freiheit aufgrund der faktischen fehlenden sicheren Voraussagbarkeit mentaler Aktivität geschlossen.

2.5 Freiheit und Vorhersage

Der Aspekt der Vorhersagbarkeit von gewolltem motorischem Verhalten spielt auch in der Diskussion über die Neurobiologie des Willens eine große Rolle, wobei hier der Spieß meist umgedreht und aufgrund der Vorhersagbarkeit von motorischen Handlungen auf deren Unfreiheit geschlossen wird (Libet 2004, S. 268ff.).

Allerdings muss in Bezug auf das oben skizzierte Beispiel der Gedankenfreiheit zwischen inhaltlicher und zeitlicher Vorhersage von Willensakten unterschieden werden. Während in dem Lied »Die Gedanken sind frei« auf die Unvoraussagbarkeit von Denkinhalten abgehoben wird, versuchen die meisten neurobiologischen Experimente, die das Thema Freiheit in den Blick nehmen, eine zeitliche Voraussage von motorischen Verhaltensweisen aufgrund von hirnphysiologischen Daten zu treffen. Die Argumentationslinie ist in den meisten Fällen recht einfach. Da ein neurophysiologisch messbares Signal dem bewusst erlebten Bewegungsimpuls vorausgeht, wird aus dieser zeitlichen Reihenfolge Unfreiheit geschlossen. Das subjektive Gefühl der freien Selbstverursachung des eigenen Verhaltens wird folglich als Täuschung interpretiert. Inwieweit diese Argumentation zwingend und überzeugend ist, wird in ▸ Kapitel 6 thematisiert werden.

An dieser Stelle soll zunächst einmal nur darauf hingewiesen werden, dass die alltagssprachlich geprägte Intuition hinter dieser Interpretation die der zeitlichen Reihenfolge ist. Da die Wirkung der Ursache folgt und neurobiologische Signale zeitlich vor dem subjektiven Gefühl des Bewegungsimpulses festgestellt werden, folgt nach dieser Intuition, dass die neurobiologisch gemessenen Signale einen für die Bewegung ursächlichen Prozess repräsentieren. Daher wird der später statt findende, subjektiv bewusst erlebte Willensakt als Täuschung interpretiert.

> Im Kontext neurobiologischer Experimente wird Unfreiheit aus dem regelhaften Zusammenhang zwischen motorischen Bewegungen und neurophysiologischen Signalen abgeleitet.

2.6 Freiheit und Kontrolle

Nicht jedes Erleben und nicht jedes Verhalten wird von den Menschen und von der Gesellschaft als frei erlebt und interpretiert. So werden etwa Verhaltensweisen unter Drogeneinfluss oder im Zusammenhang mit epileptischen Anfällen nicht als der freien Willensausübung zugehörig beschrieben und erlebt.

Aber auch diesseits schwerer, neurologisch klar zuordenbarer Funktionsstörungen erleben viele Menschen ihr Verhalten nicht immer als frei. So wird z. B. das sehr häufige Grübeln im Zusammenhang mit depressiven Verstimmungen nicht als frei erfahren. Ganz im Gegenteil wird in solchen Fällen beklagt, dass die grüblerischen Gedanken nicht aus dem Kopf zu bekommen seien und das eigene Wohlbefinden extrem einschränkten.

Auch bei Zwangssyndromen werden Gedanken oder auch Handlungen als unfrei – eben als Zwang – erlebt. Etwa die Zwänge, den Herd oder eine Tür wieder und wieder zu kontrollieren oder immer wieder aggressive oder sozial unangemessene Dinge zu denken, können zu extremen Beeinträchtigungen des Lebens der Betroffenen führen.

In wieder anderen Konstellationen, bei denen Menschen unter Halluzinationen, Denkstörungen oder Wahnvorstellungen leiden, erleben die Betroffenen dies zwar manchmal als umweltreaktiv und adäquat, aber die Gesellschaft stuft ein solches Erleben und Verhalten nicht als frei, sondern als krankheitsbedingt unfrei ein.

Im Recht wurde diesen Umständen z. B. durch die Formulierung des § 20 im deutschen Strafgesetzbuch Rechnung getragen, in dem es heißt: »Ohne Schuld handelt, wer bei Begehung der Tat wegen einer krankhaften seelischen Störung, wegen einer tiefgreifenden Bewußtseinsstörung oder wegen Schwachsinns oder einer schweren anderen seelischen Abartigkeit unfähig ist, das Unrecht der Tat einzusehen oder nach dieser Einsicht zu handeln.«[2] Hier werden das geistige Selbsterleben, die Einsichtsfähigkeit und damit verbunden der Realitätsbezug von mentaler Aktivität sowie die Steuerungsfähigkeit von sprachlichem und motorischem Verhalten als situationsbedingt unfrei eingestuft.

Das Recht geht also davon aus, dass geistige Phänomene zwar frei sein können und das in der Regel auch sind – aber nicht in jeder Situation. Die Frage, ob Verhaltensweisen den Freiheitskriterien entsprechen oder gemäß der o. g. Definition unfrei waren, wird an Mediziner gestellt. Diese sollen aufgrund ihrer medizinischen Untersuchungsergebnisse und Erfahrungen beurteilen, ob rechtswidriges Verhalten im Zustand der Unfreiheit im Sinne des Gesetzes durchgeführt wurde. Denn daraus folgt dann eine verminderte oder fehlende Schuldfähigkeit.

Es wird klar, dass das Recht zum einen Freiheit ganz selbstverständlich als gegeben voraussetzt und zum anderen der juristische Freiheitsbegriff ein klar organisch verfasster Freiheitsbegriff ist. Dies wird später noch eine große Rolle spielen.

---

2 http://www.gesetze-im-internet.de/stgb/__20.html (Zugriff am 09.01.2015)

Der juristisch strafrechtliche Freiheitsbegriff setzt Willensfreiheit voraus und qualifiziert diese implizit als organische Leistung.

Welcher dieser sechs beschriebenen Bedeutungsbereiche tatsächlich gemeint ist, wenn wir in der aktuellen stark neurobiologisch geprägten Diskussion über Freiheit reden, wird in den ▸ Kapiteln 6 und 7 ausführlich thematisiert werden. Im Folgenden sollen zunächst einmal die neurobiologischen Experimente betrachtet werden, die den Anspruch erheben, empirische Aussagen über die Willensfreiheit zu machen.

3 Signale aus dem Gehirn: Haben wir Freiheit gemessen?

Die Untersuchungen von Benjamin Libet und Mitarbeitern können als der empirische Klassiker unter den neurobiologischen Untersuchungen zur Freiheit verstanden werden. Bei diesen Versuchen kamen verschiedene technische Instrumente zum Einsatz, die hier kurz vorgesellt und erklärt werden sollen.

- Ein Instrument ist die so genannte Wundt-Uhr (▶ **Abb. 1**). Dabei handelt es sich um ein Instrument, bei der ein roter Punkt in einer Sekunde einmal um das Zifferblatt einer Uhr wandert. Dies ist für das gewählte Experiment deshalb von Bedeutung, weil mithilfe dieser Uhr Menschen geistige Ereignisse zeitlich relativ genau bis auf wenige 100stel Millisekunden festlegen können. So kann z. B. gesagt werden: »Als ich die linke Hand heben wollte, stand der rote Punkt bei der Drei, der Sieben oder der Elf«, was dann in Millisekunden umgerechnet werden kann.
- Zum anderen kam bei diesem Experiment das Elektromyogramm (EMG) zum Einsatz. Dieses Instrument leitet elektrische Signale aus sich bewegenden Muskeln ab. Dazu müssen Elektroden über bestimmte Muskeln auf der Haut aufgeklebt werden. Die Ströme, die die Muskeln und Nerven bei einer Bewegung erzeugen, werden von den Elektroden gemessen. Damit kann eine Bewegung z. B. der Hand zeitlich genau aufgezeichnet und eingeordnet werden.
- Schließlich kommt das Elektroenzephalogramm (EEG) zum Einsatz. Dabei werden Elektroden auf die Kopfhaut aufgeklebt, die elektrische Signale aus dem Gehirn messen. Das EEG zeichnet Signale auf, die in den obersten Schichten der Gehirnrinde generiert werden.

- Eines der Signale, welches mit dem EEG gemessen werden kann, ist das sogenannte Bereitschaftspotential (BP). Dieses von dem deutschen Hirnforscher Kornhuber zuerst beschriebene EEG-Signal ist regelmäßig vor Willkürbewegungen im EEG der untersuchten Menschen abzuleiten (Kornhuber und Deecke 1965). Die ganz genaue physiologische Bedeutung dieses Signals ist nach wie vor nicht geklärt. Dies ist aber letztendlich für die Argumentation auch nicht entscheidend. Wichtig ist, dass das Bereitschaftspotential irgendeine Form von neurophysiologischer Hirnaktivität repräsentiert und dieses Signal in einem zeitlichen Zusammenhang mit mentalen Leistungen beobachtet werden kann. Typischerweise ist es einige hundert Millisekunden vor einer Willkürbewegung zu sehen.

In neueren neurophysiologischen Untersuchungen zur Thematik Wille und Freiheit werden meist andere Messsignale v. a. in Zusammenhang mit der funktionellen Kernspintomographie betrachtet (der sogenannte »Blood Oxigen Level Dependent Effect«, BOLD-Effekt). Auch dieser Effekt repräsentiert in den entsprechenden Diskussionen meist Beobachtungen einer neuronalen Aktivität, die zu einem bestimmten Zeitpunkt, meist vor einem mentalen Akt, nachgewiesen werden kann. Dabei ist der genaue Zusammenhang zwischen diesem Effekt und der Aktivität von kleinen Neuronennetzwerken im Detail immer noch umstritten.

In Libets klassischem Versuch bekamen nun die Versuchspersonen die Aufgabe, irgendwann in einem vorgegebenen Zeitrahmen die Hand zu bewegen. Sie sollten dabei auf die Wundt-Uhr schauen und sich die Stelle des rotierenden roten Punktes merken, bei der sie das Gefühl hatten, nun die Hand heben zu wollen. So konnte der Zeitpunkt des subjektiv wahrgenommenen Bewegungswunsches zeitlich bis auf wenige 100stel Millisekunden genau festgelegt werden (▶ Abb. 1).

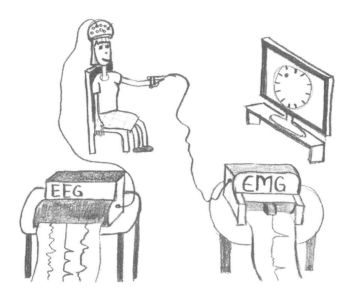

Abb. 1: Libets klassisches Experiment zur Willensfreiheit (Zeichnung Antonia Tebartz van Elst, modifiziert nach http://hpd.de/node/8491?page=0,1.)

Libet stellte nun fest, dass der subjektive Bewegungswunsch tatsächlich etwa 200 ms vor der elektromyographisch zeitlich genau festgelegten motorischen Bewegung der entsprechenden Handmuskeln wahrgenommen wurde. Allerdings konnte etwa 300 ms früher und damit etwa 500 ms vor der Bewegung bereits das oben geschilderte Bereitschaftspotential (BP) gemessen werden.

Wurde die Hand nicht spontan gehoben, sondern vorher planend überlegt im Sinne von: »Gleich werde ich die Hand heben … jetzt hebe ich sie«, konnte das Bereitschaftspotential noch früher gemessen werden (▶ Abb. 2). Entscheidend an diesen Untersuchungsergebnissen für die spätere intensive und kontroverse internationale Diskussion dieses Experiments war die Tatsache, dass das objektive neurophysiologische Signal BP in jedem Fall einige hundert Millisekunden vor dem subjektiv wahrgenommenen Bewegungswunsch festgehalten werden konnte.

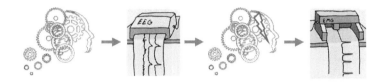

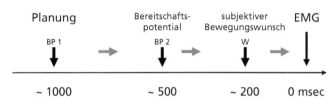

Abb. 2: Illustration der Ergebnisse des klassischen Experiments Libets zur Willensfreiheit

> Fast die gesamte Diskussion in den Medien zur Willensfreiheit bezieht sich im Wesentlichen auf diesen zeitlichen Zusammenhang, d. h. dass ein objektiv messbares neurophysiologisches Signal (hier das BP) früher messbar ist als der subjektiv bewusst wahrgenommene Wille, eine Handbewegung durchzuführen.

Was bedeutet nun diese Beobachtung, die insgesamt wissenschaftlich unstrittig ist, für die Frage der Willensfreiheit?

Bevor dieser Frage weiter nachgegangen wird, soll kurz noch auf eine moderne Variante zu diesem Experiment eingegangen werden, die sich der aktuell populären Methoden der funktionellen Bildgebung bedient.

In einem 2008 veröffentlichten Experiment von Soon und Mitarbeitern wurden Versuchspersonen in einen Kernspintomographie (MRT, Magnetresonanztomographie) gelegt und gebeten, die rechte oder linke Hand zu heben. Die zu diesen Handbewegungen korrelierende Aktivität des Gehirns wurde dann mithilfe der funktionellen MRT gemessen, d. h. es wurde das o. g. BOLD-Signal gemessen und statistisch ausgewertet.

Aufgrund dieser Messungen und darauf aufbauender mathematischer Modellrechnungen wurde bei späteren analogen Experimenten versucht, mithilfe der Messdaten alleine vorauszusagen, ob eine Versuchsperson die rechte oder linke Hand gehoben hatte.

Da es nur zwei mögliche Antworten gibt, nämlich rechts oder links, beträgt die Zufallstrefferwahrscheinlichkeit einer korrekten Vorhersage 50 %. Mithilfe der Daten aus diesem Experiment gelang es nun den Wissenschaftlern mit einer leicht überdurchschnittlichen Wahrscheinlichkeit von 60 % richtig vorauszusagen, welche Hand die Versuchsprobanden heben würden. Der besondere Clou dieses Experiments bestand nun darin, dass die Daten, aufgrund derer diese Berechnungen bzw. Voraussagen gewonnen wurden, etwa 10 s vor der Bewegung gemessen wurden.

Einige Wissenschaftler zogen aus diesen Ergebnissen die Schlussfolgerung, dass Willenshandlungen schon 10 s vor ihrer Durchführung durch neurophysiologische Gehirnaktivität vorherbestimmt seien. Das mag dem einen oder anderen Leser seltsam erscheinen, wenn man etwa an viel kürzere Reaktionszeiten beim Autofahren bei einer auf Rot springenden Ampel denkt. Wie sollten empirisch zu beobachtende Entscheidungen, die in viel kürzeren Zeitintervallen stattfinden, schon einige Sekunden, bevor sie überhaupt von externen Ereignissen angestoßen werden, vorher neuronal determiniert sein? Auf diese Frage wird in ▶ Kapitel 8.4 ausführlich eingegangen. Hier soll darauf hingewiesen werden, dass die argumentative Grundstruktur analog ist zu der im klassischen Experiment von Libet.

Daher zunächst zurück zu diesem empirischen Klassiker: Welche Schlussfolgerungen zog Libet selber aus seinen Untersuchungsergebnissen? In seinen frühen Interpretationen deutete er seine Befunde tatsächlich dahingehend, dass sie ein Beleg gegen die Willensfreiheit seien. Seine Argumentation folgte dabei dem oben bereits geschilderten Muster: Da neurophysiologische Phänomene vor dem bewusst gewordenen subjektiven Willensimpuls beobachtbar sind, können die subjektiv empfundenen Willensimpulse nicht frei sein. Denn die Wirkung folgt der Ursache zeitlich. Also sind die neurophysiologischen Signale als Ursache und das subjektive Willensgefühl als Wirkung zu begreifen.

In späteren Interpretationen seiner Experimente weicht er diese Haltung allerdings auf. Dort betont er nur noch, dass der bewusste Wille nicht als zentrale Instanz zur Handlungsinitiierung und Handlungskontrolle gedacht werden sollte, sondern eher als Veto-Instanz, die automatisierte Handlungsabläufe stoppen kann. Nach diesem Modellverständnis bahnen sich auf vorbewusster Ebene mehr oder weniger automatisierte Handlungsprogramme an, die bezogen sind auf die Umweltsituation und die Handlungsalternativen anbieten. Die Instanz des bewussten Willens ist in diesem Modellverständnis nicht die zentrale, diktatorische Steuerinstanz, welche jede motorische Handlung vorausplant und umsetzt, sondern vielmehr eine auswählende Instanz, welche manche Verhaltensprogramme durchlässt und andere zurückweist oder inhibiert. Das Bereitschaftspotential wäre in diesem Modellverständnis Ausdruck des Angebots einer Handlung, während der Auswahlprozess des Willens gar keine neurophysiologische Abbildung fände (Libet 2004, S. 273).

Andere Autoren vertreten eher die frühe Interpretation von Libet, betonen, dass es einen freien Willen nicht gebe, und ernten damit viel Aufmerksamkeit (Roth 2004; Singer 2004).

Aber auch wenn man diesen Interpretationen nicht folgen mag, so müssen dennoch die empirischen Beobachtungen solcher Experimente in einem positiven Freiheitsverständnis erklärt und integriert werden können, wenn es sich im modernen Denken behaupten will. Dies soll weiter unten geschehen (vgl. v. a. ▶ Kap. 8.4).

4   Vorherbestimmt oder nicht? Die großen Lager in der Freiheitsdiskussion

Die Diskussion um die Willensfreiheit ist nicht neu. Und auch die Positionen der großen Lager dieser Jahrhunderte alten Diskussion wurden schon von vielen anderen anschaulich und gut zusammengefasst (Vierkant 2008).

Insbesondere haben sich in der philosophischen Diskussion auch inhaltliche Kriterien dafür herausgebildet, wie Freiheit operationalisiert werden kann. Demzufolge muss eine Handlung oder Entscheidung, um frei genannt werden zu können, vom handelnden Subjekt im Sinne einer Erstauslösung verursacht worden sein. Das handelnde Subjekt, der Mensch – vielleicht auch manches Tier – muss im Sinne eines kausalen Denkens die Ursache der Entscheidung und der Handlung sein. Um dies zu ermöglichen, muss das handelnde Subjekt über die Möglichkeit verfügen, selbst Verhaltensalternativen zu entwickeln und diese nach internen Kriterien zu bewerten. Darauf beruht schlussendlich die Entscheidung (Walde 2008; Stompe und Schanda 2010; Petzold und Sieper 2008).

Philosophische Kriterien der Willensfreiheit

- Erstauslösung von Entscheidung und Handlung
- Möglichkeit, selbst nach internen Kriterien zu entscheiden und zu handeln

Die Extrempositionen zu der Frage, ob es nach dieser Definition freies Verhalten gibt, nehmen nun zum einen der *Determinismus* und zum anderen der *Indeterminismus* ein.

Nach dem *Determinismus* sind alle Ereignisse eindeutige Folgen aus vorhergehenden Ereignissen. Die logische Wirkmetapher, die hinter diesem Weltverständnis steht, ist die eines Billardspiels oder eines komplexen mechanischen Uhrwerks. Zwar wird zugestanden, dass die tatsächliche mechanistische Kausalkette, die hinter einem beobachtbaren Ereignis steht – z. B. dem Heben einer Hand –, nicht immer nachgewiesen werden kann. Der Grund dafür ist aber in diesem Denken nur die Komplexität und Unüberschaubarkeit der ineinander greifenden Wirkursachen. Hätte man alle Zeit und Rechnerkapazität der Welt, so könnte das kausale Wirkgefüge durchschaut und verstanden werden, gleich dem Uhrmacher, der sein Uhrwerk versteht, obwohl der staunende Laie unverständig davor steht.

In der philosophischen Diskussion werden der *psychologische Determinismus* und der *physikalische Determinismus* unterschieden.

Der *psychologische Determinismus* besagt, dass bestimmte psychische Zustände wie Wünsche, Kognitionen, Erwartungen, Überzeugungen etc. Ursachen für bestimmte Handlungen sind.

Der *physikalische Determinismus* bezieht eine globalere Perspektive und behauptet, dass der physikalische Gesamtzustand des Universums zu einem bestimmten Zeitpunkt kausal eindeutig den physikalischen Gesamtzustand des Universums zu einem späteren Zeitpunkt verursacht und determiniert. Das gesamte Geschehen im Universum ist nach dieser Vorstellung von zwar den Menschen (noch) nicht begreiflichen, aber dennoch vorhandenen Gesetzen (den Naturgesetzen) vorherbestimmt. In gewisser Weise hat in dieser Vorstellung das »Naturgesetz« die Rolle des allmächtigen alttestamentarischen Gottes übernommen, dessen göttliches Gesetz das gesamte Geschehen der Welt bis ins Detail bestimmte.

Wenn man mentale und psychische Phänomene als wesensgleich mit körperlichen Phänomenen begreift und damit einer materialistischen Theorie des Geistes folgt, so ist der psychologische Determinismus Teilbereich des physikalischen Determinismus.

In Hinblick auf die Frage nach dem freien Willen ist es die Kernaussage des Determinismus, dass die von Menschen intuitiv angenommene Freiheit eine Illusion und Täuschung ist. Da alles Handeln und Verhalten Folge komplexer neuronaler Erregungsmuster ist und diese als Teil der biologisch-physikalischen Welt den Naturgesetzen folgen, so müssen notwendig auch alle Handlungen diesen kausal geschlossen und deterministisch gedachten Regeln folgen. Dass diese Regeln aktuell nicht für Menschen erkennbar sind, wird nicht bestritten. Dennoch wird angenommen, dass diese Regeln als kausal geschlossenes Wirksystem das Verhalten aller Lebewesen begründen und kausal im Sinne des Uhrwerkmodels erklären.

Ein deterministisch denkender Mensch stellt sich also etwa folgende Fragen: »Wie soll eine Handlung frei sein können, wenn sie doch Ergebnis der biologischen Lebensaktivität eines Menschen ist? Das würde bedeuten, dass Teilbereiche der menschlichen Biologie nicht den allgemeinen Naturgesetzen gehorchen. Und das kann ich mir nicht vorstellen. Wenn aber alles Denken und Handeln den kausalen Naturgesetzen folgt, dann muss mein Gefühl, mich frei für Handlungsalternativen entscheiden zu können, ein Irrtum sein!«

Für Vertreter eines physikalisch deterministischen Denkens ergibt sich in Hinblick auf die Freiheitsfrage ein zentrales und unlösbares Problem. Denn die Annahme von Freiheit in einer physikalisch deterministischen Welt impliziert, dass die Erstauslösung einer Handlung im handelnden Subjekt liegt (vgl. Walde 2008).

Die Annahme, dass in einer freien Willenshandlung eine wesentlich neue Kausalkette von Ursache-Wirkungsbeziehungen in der physikalischen Welt beginnt, ist offensichtlich nicht leicht mit dem physikalischen Determinismus zu vereinbaren. Dieses Problem müsste von den Menschen gelöst werden, die einen physikalischen Determinismus vertreten und gleichzeitig die Willensfreiheit bejahen wollen. Ein physikalischer Determinismus geht als implizite Grundannahme in jede empirische Forschung ein, die versucht, mentale Ereignisse experimentell zu erforschen.

Gegenpositionen werden vom *epistemischen Indeterminismus* und vom *ontologischen Indeterminismus* bezogen.

Der *epistemische Indeterminismus* besagt, dass Menschen, die sich für eine Handlung entscheiden, nicht vollständig über alle Bedingungen ihrer Entscheidung orientiert sind. So kämen bei den als frei empfundenen

Entscheidungen Kontextvariablen, Wünsche und Neigungen zum Tragen, die nicht bewusst sind bzw. gewusst werden können, dennoch aber für die Entscheidung von Bedeutung sind. Gerade das Fehlen des vollständigen Wissens über die Gründe einer Entscheidung, könne zum Gefühl der Selbstgenerierung einer Handlung und der Entscheidungsfreiheit beitragen.

Diese Form des Indeterminismus ist mit einem physikalischen Determinismus vereinbar, weil sie vor allem auf die erkenntnistheoretische Dimension des nicht vollständigen Wissens der komplexen Kausalursachen für Handlungsentscheidungen hinweist. Diese würde aber auch von streng deterministisch denkenden Menschen nicht bestritten werden.

Der *ontologische Indeterminismus* bezieht dagegen die klare Gegenposition zum physikalischen Determinismus. Vertreter dieser Position behaupten, dass es Ereignisse innerhalb der physikalischen Welt gibt (insbesondere im Bereich der Biologie und des Lebendigen, der aber als voll zur physikalischen Welt dazugehörig gesehen wird), die nicht vollständig aus vorherigen physikalischen Ereignissen vorherbestimmt sind. Die strenge Geschlossenheit der von den Determinsten verfochtenen Kausalketten wird geleugnet.

Wahrscheinlich entgegen der spontanen Intuition vieler Leser ist ein deterministisches Weltbild in der philosophischen Diskussion mit der Annahme von Freiheit vereinbar. So werden Kompatibilismus und Inkompatibilismus unterschieden. Ersterer geht davon aus, dass Willensfreiheit und Determinismus miteinander zu verbinden (kompatibel) sind, letzterer lehnt diese Annahme ab (Walde 2008).

Kompatibilismus: Willensfreiheit und Determinismus sind miteinander vereinbar.
Inkompatibilismus: Willensfreiheit und Determinismus sind *nicht* miteinander vereinbar.

Ein bekannter philosophischer Vertreter eines kompatibilistischen Denkens (auch weicher Determinismus genannt) ist David Hume. Er ging davon aus, dass eine Handlung zwar auf der einen Seite durch Neigungen, physiologische Dispositionen, Wünsche und Haltungen determiniert ist, dass ein Mensch aber andere Neigungen, Wünsche und Haltungen hätte haben können, die dann auch zu anderen Handlungen geführt hätten (vgl. Steinvorth 1987). So gesehen wird die Annahme der Freiheit aus der Unmittelbarkeit der konkreten Handlung entkoppelt und mithilfe potentiell andersartiger psychologischer Dispositionen mittelbar »gerettet«.

Der Inkompatibilismus vertritt demgegenüber eine deutlich klarere Position, indem er die Möglichkeit eines freien Willens im Kontext eines deterministischen Denkens klar ablehnt.

Menschen, die ihrer Intuition folgend die Annahme der Freiheit verteidigen wollen, fühlen sich meist von indeterministischen Positionen angezogen. Denn diese Position erscheint auf den ersten Blick mit der Annahme einer existierenden Willensfreiheit eher vereinbar zu sein, ja sie geradezu zu fordern. Insbesondere der kritische Punkt der Erstauslösung von Willensentscheidungen im wollenden und handelnden Subjekt ist kein Problem. Denn es ist ja gerade dieses handelnde Subjekt, welches nun als indeterminiert und nicht vorherbestimmt betrachtet werden kann und damit die Fähigkeit erhält, neue Kausalketten zu starten.

Das Problem, welches diese Position in Hinblick auf die Willensfreiheit hat, ist dann aber gerade diese Ungebundenheit und kausale Beziehungslosigkeit, in die das handelnde Subjekt fällt, wenn es von den kausalen Bedingungsgefügen der physikalischen Welt getrennt wird. Denn nun muss erklärt werden, wie Entscheidungen überhaupt zustande kommen, wenn sie nicht in die Gesetzmäßigkeiten der Ursache-Wirkungs-Ketten der physikalischen Welt eingebettet sind. Was sind überhaupt noch die Kriterien für Entscheidungen, wenn sie sich nicht auf die erwarteten Folgen von Handlungen beziehen? Die Folgen von Handlungen sind nur deshalb abschätzbar und erwartbar, weil sie in das Bedingungsgefüge der kausal strukturierten physikalischen Welt einbezogen sind!

Es zeigt sich also, dass – wahrscheinlich entgegen der spontanen Intuition vieler Leser – ein indeterministisches Denken durchaus auch Probleme mit der Annahme der Freiheit hat. Denn es muss erklärt werden, wie überhaupt Kriterien für Willensentscheidungen bedeutungsvoll werden können, wenn Verhalten nicht mehr als gesetzmäßig mit Konsequenzen gekoppelt gedacht wird.

5 Kausal verursacht, final angestrebt oder komplex bedingt? Wie denken wir über Wirkungen?

An dieser Stelle erscheint es angebracht, noch einmal über unsere Begrifflichkeiten nachzudenken. Schon der Wiener Kreis stigmatisierte in den 20er und 30er Jahren des letzten Jahrhunderts in meinen Augen sehr überzeugend einen großen Teil der zeitgenössischen metaphysischen Diskussionen als Begriffsdichtung (Stegmüller 1989 »Moderner Empirismus«). Damit war gemeint, dass die verwendeten Begriffe nicht mit scharfen und genau festgehaltenen Definitionen verwandt wurden, sondern extrem bedeutungsoffen waren und im Detail ganz unterschiedliche Phänomene meinen konnten. Diese Gefahr scheint auch bei der Diskussion um Begriffe wie Freiheit, Determinismus, Kausalität etc. gegeben zu sein.

Was meinen wir also, wenn wir von *Ursache*, *Wirkung*, *Gründen*, *Kausalität*, *Determinismus* und *Freiheit* reden? Welche Phänomene in unserer biologisch-physikalischen Wirklichkeit bezeichnen wir mit dem Prädikat frei? Ist Freiheit das Gleiche wie Indeterminiertheit (vgl. auch Falkenburg 2012)?

Das klassische Beispiel für *Ursache-Wirkung-Beziehungen* ist das Billardspiel. Beim Billardspiel wird eine Kugel durch einen Stock gestoßen und bewegt sich je nach Kraft und Winkel auf einer bestimmten Bahn, die bei genauer Kenntnis aller Variablen präzise berechnet und vorausgesagt werden kann. Der Stoß mit dem Stock ist die Ursache für die Bewegung, die Bewegung die Folge des Stockstoßes. Ein weiteres typisches Beispiel für diese klassische Ursache-Wirkung-Beziehung ist die Astronomie.

Das gesetzmäßige Zusammenspiel von Ursache und Wirkung wird als *Kausalität* bezeichnet. Kausalität erlaubt keine Abweichung von den aufgestellten kausalen Naturgesetzen, entweder sind sie richtig, dann stimmen sie immer. Oder aber es gibt Ausnahmen, dann sind die Gesetze falsch.

Der Begriff *Grund* beschreibt auch einen Wirkzusammenhang, ist im Vergleich zum Kausalitätsbegriff aber deutlich weiter gefasst. Aristoteles unterschied vier verschiedene Gründe für Seiendes: den Stoff, die Form, die Wirkursache (causa efficiens) und die Zielursache (causa finalis) (Aristoteles 2011; vgl. auch Schmid 2011). Dabei bezog sich die Zielursache in erster Linie auf Verhaltensbeschreibungen: Warum klettert der Affe auf den Baum? Weil er die Banane essen will. Warum greift der Elefant mich an? Weil er sein Junges verteidigen will. Gerade diese Zielursache wird in der weiteren Diskussion noch eine zentrale Rolle spielen.

Der *Determinismus* wurde oben thematisiert. Er geht in seiner Kernvariante davon aus, dass alle physikalischen, körperlichen Ereignisse kausalen Naturgesetzen unterliegen. Da diese Naturgesetze notwendig immer und ohne Ausnahme gelten, sind alle Zustände der Welt und sogar des Universums zu einem bestimmten Zeitpunkt vorherbestimmt durch die zuvor bestehenden physikalischen Zustände. Wichtig erscheint mir, darauf hinzuweisen, dass die Zielursache in diesem Denken keine Rolle spielt. Verhaltensziele als Ursache des Verhaltens werden im Rahmen der Kausalität nicht wie bei Aristoteles als gleichberechtigte Ursache neben der Kausalursache akzeptiert. Vielmehr werden sie als pragmatische Verkürzung einer langen Kette von komplexen Kausalursachen verstanden. In diesem Denken gibt es keinen Raum für Freiheit. In diesem Denken gibt es streng genommen auch keinen Raum für Zufall. Denn Zufall ist nicht wirklich der unverursachte Beginn einer neuen Kausalkette, sondern nur mangelndes Wissen über die sehr komplexen Ursachen einer neuen Kausalkette.

Der *Indeterminismus* geht wie oben beschrieben davon aus, dass es zumindest teilweise nicht-determinierte Ereignisse in der Welt gibt. Beispiele für indeterminierbares Verhalten von komplexen Systemen sind etwa die Börsenkurse oder das Wetter. Zwar werden die Wettervorhersagen immer besser. Dennoch kann das Wetter im Detail und insbesondere für längere Zeit kaum sicher vorhergesagt werden. Dennoch verhält sich das Wetter regelhaft. Das typische Wetter der Jahreszeiten in den gemäßigten Breiten der Erde illustriert die Regelhaftigkeit des Verhaltens des Wetters anschaulich. So gibt es Sommerwetter, Herbstwetter, Winterwetter und Frühlingswetter. Die Regelhaftigkeit des Wetters erlaubt globale Aussagen zum Wetter etwa für Jahreszeiten (»Im Sommer ist es warm, im Winter ist es kalt, im Herbst ist es stürmisch«). Dennoch sind konkrete Aussagen (etwa: »Am nächsten 7. Juli wird die Sonne scheinen über Freiburg«) nicht möglich, weil sie prinzipiell nicht determinierbar sind. Wetterereignisse können also im Detail nicht sicher vorhergesagt werden. Ähnlich verhält es sich mit den Börsenkursen. Auch hier sind regelhafte Verhaltensmuster auffindbar. So zeigen etwa die berühmten Börsenzyklen in ihrer äußeren Regelhaftigkeit durchaus eine gewisse oberflächliche Ähnlichkeit mit den Wetterzyklen. Dennoch kann auch hier nicht von einer konkreten Voraussagbarkeit gesprochen werden. Ganz im Gegenteil würde gerade die Börse an dem Tag, an dem die Börsenkurse sicher voraussagbar wären, zusammenbrechen, weil kein vernünftiger Mensch sich mit seinem Verhalten in einen Widerspruch zu den Voraussagen stellen würde. Die Indeterminierbarkeit der Börsenkurse trotz erkennbarer Muster ist also gerade eine existentielle Voraussetzung für das Überleben der Börse.

Aber würde man deshalb davon sprechen, dass die Börsenkurse oder das Wetter frei sind, wie Menschen es sind, wenn sie sich für oder gegen eine Handlung entscheiden? Wohl nicht. Ähnliches gilt für das Verhalten von Elektronen auf den Schalen um einen Atomkern oder von Lichtwellen bzw. Lichtteilen, die sich auf zwei Spalten beim berühmten Doppelspaltexperiment zu bewegen.[3] Niemand würde den Elektronen oder Lichtquanten Freiheit zusprechen.

Interessanterweise würde aber auch niemand in diesem Zusammenhang von Kausalität im klassischen Sinne sprechen. Zwar ist es z. B. allgemein akzeptiert, dass die globale Erwärmung in einem ursächlichen Zusammenhang mit der CO_2-Konzentration der Atmosphäre steht. Aber auch hier wird eher von einer Mitverursachung gesprochen, da es wohl eine Vielzahl von Ursachen sind, die zur globalen Erwärmung führen. Es

---

3 http://de.wikipedia.org/wiki/Doppelspaltexperiment (Zugriff am 23.02.2015)

zeigt sich einmal mehr, dass die Begrifflichkeit der klassischen Kausalität im Wesentlichen eine Wirkmetapher darstellt, die sich an den Gesetzmäßigkeiten des Funktionierens von Billardspielen oder astronomischen Systemen orientiert. Entscheidend für das Wirkbild der Kausalität ist also, dass überschaubar wenige starke Einflussfaktoren zuverlässig und reproduzierbar zu immer gleichen überschaubaren Folgen führen. Logisch betrachtet legt der Begriff der Kausalität die Wahrheitsbedingungen zwischen Aussagen fest und stellt sicher, dass, wenn ein Vordersatz richtig ist, auch die Konklusion richtig ist. In alltagssprachlichen und den meisten wissenschaftlichen und erkenntnistheoretischen Kontexten wird verkürzt der Fall »aus A folgt B« gemeint.

Es ist in meinen Augen erstaunlich, dass diese Begriffsmetaphorik, die in der Mechanik ihre Stärke hat, sich im Kontext einer Diskussion um die Willensfreiheit so hartnäckig hält, ist sie doch der ideale Boden für Missverständnisse (vgl. Tebartz van Elst 2003, S. 141ff.). Denn schon für komplexe nicht-belebte Systeme wie etwa das Verhalten des Wetters, der Börsenkurse oder von Elektronen haben sich nicht-kausale Erklärungsmodelle wie Chaos-, Quanten- oder Wahrscheinlichkeitstheorie etabliert, welche auf den Kausalitätsbegriff verzichten.

Mit deren Hilfe können Verhaltensweisen von biologisch-physikalischen Systemen mit einer gewissen Wahrscheinlichkeit vorausgesagt werden, ohne dass die Voraussage im Einzelfall streng behauptet werden muss. Dennoch würde kein Wissenschaftler den handelnden Akteuren (Elektronen, Lichtquanten, Wind und Wetter) Freiheit im Sinne einer Willensfreiheit zuschreiben.

Die Analyse zeigt, dass es nicht undeterminierbare unbelebte Systeme sind, denen wir Freiheit zuschreiben, sondern ausschließlich belebte undeterminierbare Systeme (insbesondere Menschen, aber z.B. auch andere höhere Lebewesen). Freiheit scheint also als Phänomen des Lebendigen begriffen werden zu müssen.

Unterschiedliche Erklärungsmodelle beziehen sich auf verschiedene Phänomene:

- Das Erklärungsmodell der Kausalität hat seine Stärke bei der Beschreibung von vergleichsweise einfachen physikalischen Systemen mit wenigen und starken Einflussfaktoren wie z. B. der Mechanik (Billardspiel, Uhrwerk etc.) oder der Astronomie.
- Zur Erklärung von komplexen unbelebten Systemen wie dem Wetter oder den Börsenkursen wurden Wirktheorien wie die Wahrscheinlichkeitstheorie oder die Chaostheorie entwickelt.
- Erklärungsmodelle, die Begriffe wie Freiheit und Zielursachen (Motive) verwenden, beziehen sich auf das Verhalten lebendiger Systeme, insbesondere des Menschen.

6   Von der Freiheit zur Willensfreiheit: über die Vielfalt behavioraler Sequenzen

»Von diesem Gesichtspunkte aus ist unbewußtes Wollen eine Contradictio in adjecto« (Siegward 1889, S. 118).

»Einem solchen Willensakt kommt in der Gesamtreihe der Verhaltensweisen des Menschen eine bestimmte Funktion zu. Er stellt sich im praktischen Leben nicht unnötigerweise ein, sondern bedarf zu seinem Auftreten gewisser realer seelischer Voraussetzungen. […] Diese Voraussetzungen liegen besonders dann vor, wenn der Mensch Widerstände äußerer oder innerer Art, Hemmungen, Schwierigkeiten oder dergleichen zu überwinden hat, die sich seinem Handeln entgegen stellen. Diese Schwierigkeiten müssen ihm in irgendeiner Weise zu Bewußtsein kommen. […] In all diesen Fällen ist der Willensakt, vor allem der energische, primäre Willensakt, ein Mittel zur Überwindung dieser […] Schwierigkeiten oder gegebenenfalls dient er auch als Mittel zur Erreichung eines besonders hohen oder wertvollen Zieles« (Ach 1935, S. 196).

Der Begriff Freiheit scheint sich also – wie bis hierhin deutlich geworden sein sollte – auf das Verhalten lebendiger Systeme, von Lebewesen und insbesondere von Menschen, zu beziehen. Im Folgenden seien daher verschiedene Verhaltensweisen betrachtet, um das Gemeinte weiter einzuengen.

1. Arztpraxis

Der Arzt nimmt seinen Reflexhammer, schlägt damit auf die Sehne des großen Oberschenkelmuskels unterhalb der Kniescheibe. Er löst den so genannten Patellarsehnenreflex aus. Der Unterschenkel bewegt sich nach vorne.

Frei oder unfrei?

2. Heuschnupfen

Konzertsaal, es ist Frühling, die Gräser fangen an zu blühen. Bei Herrn A. macht sich in der Nase ein Kribbeln und Kitzeln bemerkbar, das Vorgefühl des Niesens steigert sich zu einem enormen Druck. Schließlich entlädt sich ein überlauter Nieser gerade an einer besonders leisen Solostelle. Alle schauen sich um. Frau B. empfindet ein ähnliches Kribbeln in der Nase. Mit äußerster Konzentration gelingt es ihr, den Nieser und die Peinlichkeit zu unterdrücken.

Handelte Herr A. unfrei und Frau B. frei?

3. National Basketball Association (NBA)

Der Basketballer Mahmoud Abdul-Rauf leidet an einem Tourette-Syndrom. Unter anderem bestehen zwangsartige Symptome. So muss Mahmoud Abdul-Rauf stundenlang Basketbälle auf den Korb werfen, bis ein Ball in einer ganz bestimmten Art und Weise, mit einem bestimmten Bogen, einer bestimmten Drehung und einem besonderen Geräusch ins Netz geht. Erst dann kann er aufhören. Dieses sogenannte Just-Right-Syndrom macht dem Sportler das Leben schwer, weil er das Gefühl hat, unfrei zu sein und sich nicht dagegen wehren zu können, ähnlich wie andere Menschen mit Zwangserkrankungen. Gleichzeitig mag es dazu beigetragen haben, dass er extrem sicher im Korbwurf wurde und als NBA-Spieler viel Geld verdienen konnte (Hartung 1995).

Handelt Mahmoud Abdul-Rauf frei, wenn er, dem Just-Right-Syndrom unterworfen, sich stundenlang die Schnürsenkel bindet oder Körbe wirft?

4. Fußball WM 2014

Im Spiel Uruguay gegen Italien beißt Suarez, ein Stürmer Uruguays, einem Verteidiger der italienischen Mannschaft in die Schulter. Die internationalen Kommentatoren feixen. Im deutschen Fernsehen ist folgender bemerkenswerte O-Ton zu hören: »79. Minute … ja, ein Wiederholungstäter! Das ist ihm ja schon zweimal in seiner Karriere –

passiert kann man nicht sagen – das macht der ja sehr aktiv ... Er ist auch schon ein Stück weit das Opfer in der Geschichte«.[4]

Passiert der Biss Suarez, wie der Kommentator spontan andeutet, oder »macht der [das] sehr aktiv«, wie er sich später korrigiert?

5. Libet-Experiment

Der Versuchsteilnehmer willigt im Vorfeld des Versuchs ein, an dem Experiment teilzunehmen. Er wird angemessen vergütet, was seine Motivlage erklärt. In einem definierten Zeitraum hebt er – wie versprochen – gelegentlich die Hand. Manchmal versucht er, es spontaner zu machen, und manchmal, es sich vorher zu überlegen, bevor er schlussendlich die Hand hebt. Es gibt für ihn nach seinem Einverständnis in das Experiment keinen vernünftigen Grund, die Hand nicht irgendwann zu heben. Ganz im Gegenteil, er würde seine Vergütung riskieren.

Wann fiel die Entscheidung zum Handheben, bei der Einwilligung in das Experiment oder kurz vor dem Heben der Hand?

6. 20. Juli 1944, Operation Walküre

Nach langer Überlegung und Planung versucht Claus Schenk von Stauffenberg Hitler mit einem Bombenkoffer zu töten, um größeres Unheil von Deutschland abzuwenden. Noch am selben Abend wird er mit seinen Mitverschwörern, Werner von Haeften, Albrecht Mertz von Quirnheim und Friedrich Olbricht erschossen.

Handelten die Verschwörer frei oder waren sie von den Naturgesetzen her determiniert, dies zu tun?

Schaut man sich all diese Verhaltensweisen an, so wird zunächst deutlich, dass die Vielfalt der behavioralen Sequenzen sehr groß ist. Es gibt Verhaltensweisen, wie im Beispiel 1 der Patellarsehnenreflex,

---

4 http://player.zdf.de/zdf/mediathek/miniplayer/index.html?mediaID=2183040& startTime=&stopTime=&mediaType=video&initialIndex=0 (Zugriff am 15.08. 2014).

denen die meisten Menschen nicht das Attribut Freiheit zuordnen würden. Bei anderen Sequenzen wie Beispiel 6, dem Hitlerattentat, würden die meisten Menschen es als völlig absurd begreifen, dieses Verhalten als unfreies Resultat eines von Naturgesetzen streng und eindeutig determinierten Weltgeschehens zu interpretieren. Deutlich schwieriger ist die Beurteilung der Beispiele 2 bis 5. Handele ich frei, wenn ich als Allergiker zu Beginn der Pollensaison einen Nieser noch unterdrücken kann, um ein Konzert nicht zu stören, und unfrei, wenn mir dies in der Blüte meines Heuschnupfens nicht mehr gelingt? Ist das zufällige Heben der Hand in Libets Experimenten, zu dem die Zustimmung lange vor dem eigentlichen Versuch gegeben wurde, wirklich eine Willenshandlung im Sinne des Gemeinten? Was ist mit Zwangshandlungen oder dem Just-Right-Syndrom bei Zwangsstörungen oder dem Gilles-de-la-Tourette-Syndrom? Bei diesen Erkrankungen erleben sich die Patienten gegenüber bestimmten Handlungen als unfrei, obwohl sie sie in einem bestimmten Umfang dennoch selbst steuern können! Und sind die Bisse des Stürmerstars aus Uruguay wirklich freie Handlungen? Wer sich die entsprechenden Filmsequenzen anschaut, dem wird klar, dass es sich um völlig unmotiviertes Verhalten handelt.[5] Das Beißverhalten hat kein erkennbares Verhaltensziel. Der Stürmer bricht seine eigentliche, zielgerichtete Verhaltenssequenz, den Ball zu bekommen, sich im Strafraum durchzusetzen und ein Tor zu schießen, ab und beißt wie bei einer Übersprungshandlung plötzlich dem Verteidiger in den Arm. Es war absehbar, dass er dafür bestraft werden und Hohn und Spott ernten würde. Es gibt kein echtes denkbares Szenario, in dem dieses Verhalten als überlegt, motiviert und zielgerichtet gedeutet werden könnte. Vielmehr hat es etwas Reflexhaftes und ist wahrscheinlich wie bei motorischen Tics eher als nur schwer zu unterdrückender behavioraler Automatismus zur Anspan-

---

[5] Siehe: https://www.youtube.com/watch?v=NsFFWmA3MOk (Zugriff am 15.08. 2014), bzw. http://player.zdf.de/zdf/mediathek/miniplayer/index.html?media ID=2183040&startTime=&stopTime=&mediaType=video&initialIndex=0 (Zugriff am 15.08.2014).

nungsregulation zu verstehen. Dennoch wird das Verhalten als freies Verhalten geahndet. Denn sonst würde eine Sperre, wie sie gegen Suarez ausgesprochen wurde, keinen Sinn machen.

Die Analyse zeigt also, dass der Begriff Freiheit zum einen bezogen ist auf das Verhalten von Lebewesen, dass zum anderen aber die behaviorale Vielfalt und Heterogenität von Verhaltensweisen von Lebewesen und insbesondere Menschen sehr groß ist. Es gibt Verhaltensweisen, die intuitiv klar als unfrei bezeichnet würden (Reflexe), und solche, die klar als frei verstanden werden (Hitlerattentat), und eine Vielzahl von behavioralen Sequenzen, die sich zwischen diesen Polen freien und unfreien Verhaltens finden.

In den Fachdisziplinen wie den grundlagenorientierten und klinischen Neurowissenschaften (Kognitionspsychologie, Neurologie, Psychiatrie, Neurowissenschaften) herrscht meist ein impliziter Sprachgebrauch vor, wenn überhaupt über Freiheit geredet wird. Eine klare Operationalisierung dessen, was unter dem Begriff Freiheit oder freier Wille gefasst werden soll und was nicht, findet sich trotz der oben beschriebenen Vielfalt behavioraler Phänomene nicht (z. B. Eysenck und Keane 2010; Striano und Reid 2009; Birbaumer und Schmidt 2010).

Dabei gibt es durchaus eine, wenn auch wenig rezipierte, Forschungsgeschichte zur Operationalisierung des Willens-Begriffs. Der Bereich der Psychologie, der sich mit dem Phänomen Wollen auseinandersetzt, wird auch Volitionspsychologie genannt. Schon 1889 stellt etwa Christoph Siegward fest, dass der Begriff »wollen« notwendig auf bewusste Prozesse bezogen ist (Siegward 1889, S. 118). Ferner analysiert er, dass Handlungsoptionen in Form von Vorstellungen über zukünftige Zustände im Rahmen der Willensbildung prozessiert und in Hinblick auf eigene Ziele abgewogen werden (ebd., S. 122).

Zu ähnlichen Ergebnissen kommt Ach in seinem Buch »Analyse des Willens« von 1935, wenn er etwa Willenshandlungen dadurch von Reflexen trennt, dass bei Willenshandlungen bewusste Impulse hinzutreten, die den intentionalen Charakter der willentlichen Bewegungsvorgänge bedingen, was sämtlich beim Reflex nicht der Fall sei (Ach 1935, S. 122).

Diese Arbeiten bereiten spätere Konzepte der Volitionspsychologie vor, wonach eine echte Willenshandlung durch folgende Kriterien operationalisiert werden kann (vgl. Goschke 2004; Heckhausen und Gollwitzer 1987; Pauen 2001; Searle 2004):

1. Eine Willenshandlung ist bezogen auf bewusste mentale Entscheidungsprozesse.
2. Zwei oder mehrere Handlungsalternativen müssen zur Auswahl stehen.
3. Eine von verschiedenen möglichen Handlungsalternativen wird aus Gründen oder Motiven ausgewählt.
4. Eine entsprechende Handlung wird in die Tat umgesetzt.

Diese Kriterien beinhalten auch die in ▸ Kapitel 4 beschriebenen Punkte der Erstverursachung und der Selbstbestimmtheit von Willenshandlungen. Dabei ist die Erstverursachung in Kriterium 2 (verschiedene Handlungsalternativen stehen zur Auswahl) enthalten. Denn wenn es echte Handlungsalternativen gibt, kann nur das handelnde Subjekt als Letztverursacher einer Handlung akzeptiert werden, wobei andere Einflussfaktoren durchaus akzeptiert werden können.

Der Punkt der Selbstbestimmung ergibt sich aus Kriterium 3. Denn Gründe und Motive einer Handlung verweisen implizit notwendig auf ein handelndes Subjekt, ein Ich oder ein Selbst, dessen Gründe und Motive sie sind. Gründe und Motive können nicht unabhängig von einem handelnden Subjekt gedacht werden. Zusätzlich werden nach diesen Kriterien der Willensfreiheit die Bewusstheit eines Willensprozesses sowie die Umsetzung einer Willenshandlung zu definitorischen Kriterien erhoben.

Freiheit als Willensfreiheit: Kriterien des Gewollten – Volitionspsychologie

- Der Begriff Wille ist bezogen auf bewusste Entscheidungsprozesse.
- Zwei oder mehr Handlungsalternativen stehen zur Auswahl.
- Eine Alternative wird aus Gründen oder Motiven ausgewählt.
- Eine entsprechende Handlung wird in die Tat umgesetzt.

Es kann nun erneut der Frage nachgegangen werden, ob die verschiedenen oben unter 1. bis 6. geschilderten behavioralen Sequenzen den hier aufgestellten Operationalisierungskriterien für genuine Willenshandlungen entsprechen oder nicht. Dies müsste gefordert werden, damit der wissenschaftlichen Operationalisierung des Willensbegriffs eine hohe ökologische Validität in Hinblick auf die Alltagssprache bescheinigt werden könnte.

Für Beispiel 1, den Patellarsehnenreflex, kann ganz im Sinne des alltäglichen Sprachverständnisses Willensfreiheit verneint werden. Denn weder wird die motorische Handlung bewusst initiiert, noch gibt es Handlungsalternativen, noch wird die Handlung aus Gründen oder Motiven intendiert.

Ähnlich leicht ist die Beantwortung von Beispiel 6, dem Hitlerattentat. In großer inhaltlicher Nähe zum alttäglichen Sprachverständnis muss diese hochkomplexe behaviorale Sequenz als frei verstanden werden, weil sie einen sehr bewussten kognitiven Prozess widerspiegelt. Die Handlung war lange im Voraus geplant und reflektiert, Handlungsalternativen liegen auf der Hand und die Gründe und Motive für die gewählte Handlungsoption sind gut erkennbar.

Wiederum in großer inhaltlicher Nähe zum sprachlichen Alltagsverständnis sieht die Bewertung für die Beispiele 2–5 deutlich schwieriger aus.

Das spontane Niesen wird kaum als freie Handlung verstanden. Es wird nicht bewusst und aus Gründen oder Motiven initiiert, sondern es geschieht einem, wie jeder Mensch aus eigener Erfahrung weiß, und wird daher als komplexes reflexhaftes Geschehen begriffen. Bei der Unterdrückung des Reflexes sieht es schon ganz anders aus. Hier zeigt sich eine bewusste Handlung mit dem reflektierten Ziel, die Aufführung des Konzerts nicht zu stören. Die intendierte Handlung ist die Unterdrückung des Reflexes, allerdings ist dieses Verhaltensziel nicht immer realistisch umsetzbar. Zur Hochzeit des Heuschnupfens ist die Verhaltenskontrolle nicht mehr derartig gegeben, dass der Verhaltensimpuls unterdrückt werden kann. Dieses Beispiel illustriert, wie menschliches Verhalten in situative Rahmenbedingungen (Kontext Konzert) und individuelle biologische Faktoren (Heuschnupfen, Fähigkeit Impulse zu unterdrücken) eingebettet ist. Damit ist die Frage, ob eine behaviorale Sequenz als frei oder unfrei zu bewerten ist, im Sinne der Kriterien der Willensfreiheit nicht immer klar zu beantworten.

Ähnlich komplex sieht die Analyse bei Zwangssymptomen und dem Biss von Suarez aus. Bei Zwangshandlungen erleben sich die Patienten als passiv gegenüber den Impulsen ihrer Handlung. Bei klassischen Zwangshandlungen sind es meist Ängste oder bestimmte Befürchtungen (etwa Angst, an AIDS zu erkranken), die ein beobachtbares Verhalten (wiederholtes Händewaschen) induzieren. Die Unrichtigkeit oder Unangemessenheit der Befürchtungen ist den Patienten dabei bekannt. Dennoch kann dem Handlungsimpuls nicht oder nur bedingt widerstanden werden (wie dem Kribbeln beim Niesen), weil durch die Handlung kurzfristig Angst abgewehrt oder Anspannung abgebaut werden kann. Die eigentliche bewusste Intentionalität der Patienten richtet sich aber gegen die Zwänge, sie leiden darunter und wollen sie nicht haben (Ich-Dystonie). Nach den hier entwickelten Kriterien für freie Willenshandlungen kann man also nicht von freiem Verhalten sprechen.

Ganz ähnlich sieht es bei Verhaltensweisen wie dem Just-Right-Phänomen aus wie im Beispiel 3 von Mahmoud Abdul-Rauf beschrieben. Die Körbe müssen immer wieder geworfen werden, bis ein idiosynkratisch definierter »richtiger Zustand« (just right) auftritt, der es erlaubt, die Handlungsstereotypie abzubrechen. Und wiederum sehr ähnlich sieht es nach meiner Analyse bei den wiederholten Beißattacken von Suarez aus, die eher als Verhaltensautomatismus zur Anspannungsregulation verstanden werden können denn als intendiertes Verhalten mit gegebenen Verhaltensalternativen, von denen eine aus Gründen oder Motiven gewählt wird. Denn was hätte den Stürmer bewusst motivieren sollen, seinen Versuch, ein Tor zu schießen, abzubrechen und statt dessen einen Mitspieler zu beißen, wissend dass jede seiner Bewegungen im Fernsehen gezeigt wird und er drastische Konsequenzen zu befürchten hat? Diese Verhaltenssequenz als frei zu verstehen, gemäß den hier entwickelten Kriterien, macht schlichtweg keinen Sinn.

Abschließend stellt sich die Frage, ob die in Kapitel 4 geschilderten vieldiskutierten neurophysiologischen Experimente, die den Anspruch hatten, den freien Willen zu untersuchen, überhaupt Phänomene thematisiert haben, die diesen Kriterien genügten.

In Libets klassischem Experiment wurden die Probanden gebeten, irgendwann in einem bestimmten Zeitfenster die Hand zu heben oder auch nicht. Offensichtlich hat diese Handlung Bewusstseinsniveau erreicht (Kriterium 1 wurde erfüllt), sonst hätte sich überhaupt kein Gefühl des Willens einstellen können. Denn schon das genannte Gefühl des Wollens impliziert eine Bewusstheit des Prozesses. Auch Kriterium 4 ist erfüllt, da eine Entscheidung in eine Handlung umgesetzt wurde, was das EMG und die beobachtbare Bewegung der Hand dokumentierten. Allerdings sind Kriterien 2 und 3 nicht überzeugend erfüllt. Denn es bestand keine echte Handlungsalternative, da die Versuchspersonen eingewilligt hatten, an dem Experiment teilzunehmen, und sich damit verpflichtet hatten, die Hand im Rahmen des Experimentes zu heben. Nur der genaue Zeitpunkt war also offen, nicht aber das Für und Wider der Entscheidung an sich. Auch kann man nicht behaupten, dass das zufällige Heben der Hand im Rahmen eines solchen Experimentes aus Gründen und Motiven geschieht. Viel eher ist es mit einer Zufallsmotorik zu vergleichen, bei der Bewegungen vorbewusst oder unbewusst initiiert werden, ohne dass diesen Bewegungen differenzierte Entscheidungsprozesse zugrunde liegen.

Gleiches gilt für die Experimente von Soon und Mitarbeitern. Dort sollte im Rahmen des Experimentes im Scanner irgendwann die rechte oder linke Hand gehoben werden. Auch hier hatten die Probanden zu Beginn des Experiments eingewilligt, die Hand irgendwann zu heben. Echte Gründe oder ein differenziertes Für und Wider des Hebens der rechten oder linken Hand sind nicht erkennbar. Damit sind die genannten Kriterien für echte Willenshandlungen auch für dieses Experiment nicht erfüllt.

Nun werden die Verfechter dieser Experimente behaupten, dass es dem Wesen der empirischen Wissenschaft entspricht, komplexe Sachverhalte zu reduzieren, um sie so einer empirischen Forschung überhaupt erst zugänglich zu machen. Dies ist natürlich der Fall und auch in einem gewissen Sinne unerlässlich. Allerdings darf die Vereinfachung eines Versuchsaufbaus nicht so weit gehen, dass Wesenskerne des untersuchten Phänomens verloren gehen. Dies scheint aber bei diesen Experimenten der Fall zu sein, zumindest wenn behauptet werden soll, dass es sich bei den untersuchten Phänomenen um Willenshandlungen handelt. Denn gerade die entscheidenden Kriterien, nämlich das Vorhandensein überzeugender

Verhaltensalternativen und die Auswahl unter diesen Alternativen aus Motiven und Gründen, waren bei den Libet-Experimenten nicht erfüllt.

Die genaue Analyse zeigt also, dass Libet et al. sowie Soon et al. keine Willenshandlungen, sondern vielmehr Zufallsmotorik untersucht haben. Damit sind die Experimente immer noch sehr interessant und intellektuell stimulierend. Nur können die aus solchen Experimenten gewonnenen Ergebnisse nicht auf Willenshandlungen ausgeweitet werden, weil die entscheidenden Kriterien einer Willenshandlung empirisch nicht erfüllt waren. Wissenschaftlich formuliert fehlt den Experimenten die Validität oder Gültigkeit, sie messen nicht das, was sie behaupten, zu messen.

Übertragen auf die Alltagswelt entspricht den Versuchen bei Libet und Soon vielmehr das Beispiel eines Menschen, der in einer vollbesetzten U-Bahn einem anderen auf die Füße tritt und sich mit den Worten entschuldigt: »Verzeihen Sie bitte, das habe ich nicht gewollt!« Dieses weitere alltägliche Beispiel zeigt gemeinsam mit den schon genannten, dass die Vielfalt behavioraler Sequenzen sehr hoch ist und es eine Vielzahl von motorischen Verhaltensweisen von Menschen und auch anderen Säugetieren gibt, die nicht den Kriterien einer freien Willenshandlung entsprechen und auf die sich Menschen genauso beziehen. Sie verstehen sie als Zufallsmotorik bzw. als motorische Verhaltensweisen, die weit unterhalb des Komplexitätsgrades freier Willenshandlungen organisiert sind.

Und dies ist in meinen Augen die entscheidende Erkenntnis, die als Zwischenresümee an dieser Stelle festgehalten werden kann. Es ist empirisch unzulässig, jede motorische Entäußerung eines Menschen zur Willenshandlung zu erklären. Damit sind auch nicht alle motorischen Handlungen von Menschen geeignet, daran die Neurophysiologie und Kybernetik freier Willenshandlungen zu studieren.

Die klassischen und viel diskutierten Experimente von Libet und Mitarbeitern sowie ähnliche neuere Experimente zur Neurophysiologie des Willens haben keine Willenshandlungen, sondern viel eher Phänomene der Zufallsmotorik untersucht. Mit den entsprechenden Ergebnissen können damit keine Aussagen zur Willensfreiheit begründet werden.

7 Kaffee, Tee oder Bier? Eine phänomenologische Analyse des Willensprozesses

Nachdem gezeigt wurde, dass Experimente wie das von Libet keine echten Willensentscheidungen untersucht haben, stellt sich die Frage, was Beispiele für einfache und untersuchbare Willensentscheidungen wären. Dies sei anhand eines alltäglichen Beispiels analysiert (▶ Abb. 3).

Stellen Sie sich einen sonntäglichen Frühschoppen vor, bei dem Sie mit der Frage konfrontiert werden: »Was hätten Sie denn gerne: Kaffee, Tee oder Bier?«

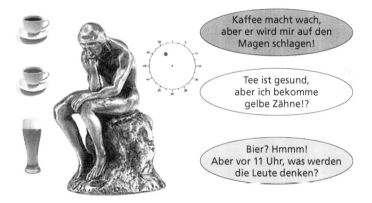

Abb. 3: Kaffee, Tee oder Bier? Illustration einer alltäglichen echten Willensentscheidung

Die Frage nach dem Getränkewunsch ist in diesem Experiment der behaviorale Stimulus. Denn wie in vielen alltäglichen Fragesituationen wird dadurch ein kognitiver Prozess angestoßen, der freie Willenshandlungen auf einfache, aber dennoch klassische Art und Weise repräsentiert. Anders als bei einfachen Reflexen (Patellarsehnenreflex) oder komplexen Reflexen (Niesen, eingeschränkt auch Angewohnheiten, Tics oder Zwängen) findet nun aber zwischen behavioralem Stimulus und motorischer Antwort ein komplexer neurokognitiver Vorgang statt (denken), bei dem Verhaltensziele analysiert werden, Motive und Gründe abgewogen werden und schlussendlich eine Entscheidung für oder gegen eine Verhaltensoption stattfindet. Die Freiheit freier Handlungen kann ganz im Sinne dieser Analyse mit Shadlen und Gold auch als Freiheit von der Unmittelbarkeit oder Reflexhaftigkeit des Verhaltens (»freedom from immediacy«) verstanden werden (Shadlen und Gold 2004, zit. n. Haggard 2008).

Doch zurück zu ▶ **Abbildung 3**. Sie wurden durch die Frage aufgefordert, eine Entscheidung zu treffen. Es handelt sich bei dieser Art von Entscheidung nicht um eine von existentieller Trageweite. Sie würden vielleicht nicht in so tiefes Nachdenken geraten wie Rodins Denker im Schaubild. Es handelt sich eher um eine alltägliche Situation. Dennoch müssten Sie eine Entscheidung treffen. Nach den oben genannten Kriterien handelt es sich um eine Willensentscheidung, da alle vier Kriterien erfüllt sind. Die Entscheidung ist bewusst, es gibt Handlungsalternativen, Sie müssen eine der Alternativen aus Gründen und Motiven wählen und die Entscheidung durch Ihre Antwort in Verhalten umsetzen.

Was geschieht genau in einer solchen Situation? Mit einer gewissen Wahrscheinlichkeit werden Ihnen Gedanken ähnlich den oben abgebildeten durch den Kopf gehen.

»Kaffee wäre gut, aber letzte Woche ist er mir arg auf den Magen geschlagen.«

»Tee wäre auch gut, aber ich trinke schon so viel bei der Arbeit und bekomme schon gelbe Zähne.«

»Bier hätte ich eigentlich jetzt am liebsten, aber es ist noch früh am Morgen. Kann ich mir das in meiner Position erlauben? Was werden die anderen denken? Niemand hat hier ein Bier bestellt.«

Es sind genau diese abwägenden Gedanken, die eine echte Willensentscheidung im Sinne der o. g. Kriterien anzeigen. Und gerade diese abwägenden Gedanken im Vorfeld einer Entscheidung und einer sich daran anschließenden Handlung sind es, die eine Willensentscheidung von Zufallsmotorik oder bedeutungsarmem Alltagsverhalten abgrenzen.

Bei der Frage, ob ich jetzt oder erst gleich die Hand in einem Experiment heben soll, finden nämlich gerade nicht solche abwägenden Gedankenprozesse statt. Und auch der Tritt auf die Füße eines Mitfahrenden in der U-Bahn ist in der Regel nicht Ergebnis einer wohlüberlegten Handlung, sondern eher eines zufallsmotorischen Prozesses.

Es ist ein zentraler Punkt in der hier vorgetragenen Argumentation, dass es nicht unbedeutend ist, auf diese feinen aber entscheidenden Unterschiede bei der empirischen Untersuchung von Willenshandlungen zu achten. Aus theoretischer wie neurophysiologisch-kybernetischer Perspektive ist es in Hinblick auf die empirische Erforschung von Willensfreiheit entscheidend, auch phänomenologisch im Experiment genau die kritischen Punkte abzubilden, von denen behauptet wird, dass sie Gegenstand des Experiments seien. Und genau das ist bislang bei den klassischen Experimenten von Libet und anderen zur Frage der Willensfreiheit nicht geschehen.

Diese beispielhafte Analyse des einfachen Entscheidungsprozesses beim Bestellen von Kaffee, Tee oder Bier illustriert einen mentalen Prozess, der im Rahmen von Willensentscheidungen in Gang gesetzt wird. Es findet eine Analyse von Handlungsalternativen und eine bewusste Abwägung der Vor- und Nachteile der verschiedenen Handlungskonsequenzen statt.

Dies zeigt aber schon, dass Willensentscheidungen ein Zeitkonzept voraussetzen. Denn neben den situativen Bedürfnissen und Entscheidungsvariablen (Hunger, Durst, Aussehen und Geruch der Nahrungsmittel etc.) kommen auch Erfahrungen (»*Kaffee schlägt mir auf den Magen*«) und erwartete Konsequenzen (»*Tee macht meine Zähne gelb*«, »*Die anderen werden über mich reden*«) beim Entscheidungsprozess zum Tragen.

Diese Erfahrungen mit den Handlungsalternativen und die erwarteten Konsequenzen, die mit den verschiedenen Handlungsoptionen verbunden sind, können aber nur vor dem Hintergrund von biographisch etabliertem Wissen verstanden werden. Denn es sind viele situative Erfahrungen in der Vergangenheit, welche dem Entscheidungsträger Informationen über die Handlungsoptionen liefern. Dabei spielen Erinnerungen an den Geschmack und die Wirkung der verschiedenen Substanzen genauso eine Rolle wie Erfahrungen mit längerfristigen Folgen (etwa dem Gelbwerden der Zähne). Und schließlich sind es unter anderem auch die soziokulturellen Reaktionen Dritter (»*Was werden die anderen denken?*«), also eine sozialkognitive Antizipation, welche bei dem Abwägungsprozess einer solchen Entscheidung eine Rolle spielen.

Schließlich werden abgesehen von solchen bewusstseinsnahen Kognitionen auch emotionale Prägeerfahrungen und Konditionierungen im Zusammenhang mit den Handlungsalternativen beim Entscheidungsprozess eine Rolle spielen. Diese sind anders als die neurokognitiven Komponenten des Abwägungsprozesses häufig weniger bewusst oder auch gar nicht dem Bewusstsein zugänglich. Dennoch werden sie nach heutiger Erkenntnis in den Entscheidungsprozess modifizierend eingreifen. (So könnte etwa die Tatsache, dass ich mich vor einer Woche am heißen Teewasser verbrüht habe, durchaus eine Entscheidung gegen Tee kritisch beeinflussen, ohne dass diese Erinnerung überhaupt Bewusstseinsniveau erlangt.)

Alle diese kognitiven, sozialkognitiven und emotionalen Prozesse sind als komplexe neurophysiologische Vorgänge in den Prozess der Entscheidungsfindung einer Willensentscheidung eingebunden.

> Die neurophysiologische »Eroberung der Zeit«, d. h. die zerebrale Verfügbarkeit von Repräsentationen der Vergangenheit und der Zukunft, ist Grundvoraussetzung für die Entscheidungsfindung.

Phänomenologisch betrachtet kann als wesentlicher gemeinsamer Faktor bei all diesen Prozessen *die neurophysiologische Eroberung der Zeit* ausgemacht werden. Denn es sind situative Erfahrungen und Lernprozesse in der Vergangenheit, die die Informationen für die Projektionen der erwarteten Folgen und Konsequenzen der Handlungsalternativen in der Zukunft bereitstellen.

Auch andere persönlichkeitsbezogene Variablen wie Grundeinstellungen, Extrovertiertheit, Ängstlichkeit etc. wurden in der Vergangenheit des lebendigen Subjekts etabliert und spielen bei der Auswahl der Handlungsalternativen eine entscheidende Rolle.

Die geschilderten zeitbezogenen Erkenntnisse, welche bei diesem Entscheidungsprozess zum Tragen kommen, sind als Erkenntnisse des entscheidenden Subjekts an den Körper des Subjekts gebunden. Sie müssen als lebenszeitlich etablierte und determinierte, körperliche Phänomene verstanden werden. Gerade diese individuelle, unvergleichliche und faktisch nicht reproduzierbare Einzigartigkeit des erkennenden Körpers in Raum und Zeit ist aber der entscheidende Grund dafür, dass Erkenntnisse – und damit auch die an diese Erkenntnisse gebundenen Entscheidungsprozesse – notwendig nicht vollständig extern determiniert werden können (vgl. hierzu auch die ausführlicher entwickelte Argumentation in Tebartz van Elst 2003, S. 41ff. und S. 51ff.).

7.1 Spezifizierung der Fragestellung

Ist der so beschriebene neurophysiologische Entscheidungsprozess nun frei oder nicht? Wie kann diese Frage genau beantwortet werden?

Searle beschreibt das Problem folgendermaßen: »Ich denke, dass die meisten Neurobiologen meinen würden, dass das Gehirn wahrscheinlich so funktioniert, dass wir die Erfahrung von Willensfreiheit haben, dass es sich dabei aber um eine Illusion handelt, weil die neuronalen Prozesse kausal hinreichend sind, um nachfolgende Zustände des Gehirns zu determinieren« (Searle 2004, S. 41).

Und weiter konkretisiert er passend zum hier geschilderten Beispiel: »Wenn der Zustand seines Gehirns zum Zeitpunkt t1 nicht kausal hinreicht, um die folgenden Zustände seines Gehirns zu t2 zu bestimmen, dann hat er einen freien Willen« (ebd.).

Was aber bedeutet das für das hier gewählte Beispiel? Dass der Entscheidungsprozess eines Menschen in Hinblick auf *Kaffee, Tee oder Bier* de facto nicht sicher determinierbar ist, würde aktuell wohl niemand bestreiten. Nun wird sicher der ein oder andere Leser einwenden, dass man dies doch sicherlich mit fMRI-Untersuchungen in Analogie zu den von Soon et al. durchgeführten oder ähnlichen Experimenten testen könnte. Ich halte es auch für durchaus denkbar, dass man mit einem geschickten Versuchsaufbau hier auf der Grundlage von fMRI-Daten zu überzufälligen

Trefferquoten kommen kann bei dem Versuch vorauszusagen, ob ein Proband Kaffee, Tee oder Bier bestellen wird. Die Frage ist nur, was dies in Hinblick auf die Freiheitsfrage bedeutet. Denn auch mit guter Menschenkenntnis oder durch das aufmerksame Beobachten der Blickbewegungen eines Probanden kann ich überdurchschnittlich häufig richtige Voraussagen in Hinblick auf zukünftiges Verhalten machen. Nur funktioniert dies eben nicht zuverlässig und somit kann eine Determinierbarkeit genauso wenig durch fMRI-Experimente wie durch gute Menschenkenntnis oder die Analyse von Blickbewegungen begründet werden. Erst wenn entsprechende Experimente eine hundertprozentige Treffsicherheit erzeugen, würde sich qualitativ an dieser Betrachtungsweise etwas ändern.

Aber zurück zum Beispiel: Auch strenge Vertreter eines physikalischen Determinismus würden im Sinne eines epistemischen Indeterminismus zugestehen, dass Vorhersagen, wofür der Gefragte sich entscheidet, aktuell noch nicht möglich sind. Dennoch würden sie davon ausgehen, dass grundsätzlich schon vor der Frage nach dem Getränkewunsch der physikalische Gesamtzustand der Welt zum Zeitpunkt t1 (vor der Frage) notwendig alle Folgezustände vollständig kausal verursacht und damit nicht nur die Frage nach den Getränken, sondern auch die entsprechende Antwort kausal determiniert sind.

Etwas weniger global und spezifischer gefasst muss mit Searle nun die Frage beantwortet werden, ob der Zustand des Menschen bzw. seines Gehirns unmittelbar nach der Frage (t1) (aber noch vor dem Einsetzen des Nachdenkens über die Entscheidung) kausal hinreicht, um das Ergebnis der Antwort zu determinieren? Ist dies nicht der Fall, kann nach Searle Freiheit diagnostiziert werden, ist es aber der Fall, dann eben nicht.

7.2 Ist ein Entscheidungsprozess vollständig determinierbar?

De facto ist dieser Entscheidungsprozess aktuell nicht berechenbar, aber ist er möglicherweise in der Zukunft mit neuen Techniken determinierbar?

Die Antwort lautet: nein. Dieser Prozess der Entscheidungsfindung ist notwendig nicht determinierbar. Das bedeutet nicht, dass nicht mit überzufälliger Wahrscheinlichkeit richtige Vorhersagen gemacht werden können. Dennoch ist der Prozess notwendig nicht sicher determinierbar, gerade weil es sich bei diesem Entscheidungsprozess um einen körperlichen Prozess handelt. Wie oben gezeigt wurde, kommen bei diesem Entscheidungsprozess individuelle Erkenntnisse, Erfahrungen und Erwartungen sowie individuelle Einstellungen, Werte und Persönlichkeitsstrukturen zur Geltung. Die meisten dieser Faktoren, insbesondere aber die Erkenntnisse, sind lebenszeitlich etablierte Eigenschaften eines individuellen lebendigen Körpers. Und da es diesen lebendigen Körper aus physikalischen Gründen nur einmal an einem bestimmten Ort zu einer bestimmten Zeit geben kann, da er als Körper in der Zeit existiert, kann die psychobiologische Erkenntnisbildung notwendig nicht vollständig repliziert oder determiniert werden.

> Gerade die Körperlichkeit von mentalen Prozessen und Handlungen bedingt ihre prinzipielle Indeterminierbarkeit aus positiven naturwissenschaftlichen Gründen.

7.3 Analyse einer Willenshandlung aus der Perspektive des Gehirns

Diese Situation soll noch einmal aus der Perspektive des Gehirns analysiert werden. Die Frage nach Kaffee, Tee oder Bier wird von den auditiven und sprachrelevanten Hirnarealen verarbeitet und inhaltlich semantisch richtig prozessiert. Dadurch werden die Verhaltensalternativen 1, 2, 3 aktiviert, welche durch verschiedene neuronale Netzwerkaktivitäten oder auch -konnektivitäten repräsentiert werden. Diese müssen als zerebrale Zustände mit semantischem Gehalt begriffen werden. Ihre Werdensgeschichte kann nur vor dem Hintergrund der Biographie des erkennenden und entscheidenden Subjekts verstanden werden. Die Bedeutung der Netzwerkaktivitäten 1, 2, 3 ergibt sich nicht aus sich selbst, sondern aus der umwelt- und lebensbezogenen Lern- und Prägegeschichte des Netzwerkes (Mensch/Gehirn) mit den Gegenständen der Erkenntnis (Kaffee, Tee, Bier). Entscheidungssituationen aus Sicht der neuronalen Netze sind also charakterisiert durch folgende lebenszeitliche Aspekte:

Neuronale Repräsentationen von *Erfahrungen aus der Vergangenheit* (Welche Erfahrungen mit den Substanzen Kaffee, Tee oder Bier sind abrufbar?).

Neuronale Repräsentationen der prospektiven *Modellierung der Zukunft* (Welche Konsequenzen wird die Entscheidung für Kaffee, Tee oder Bier für mich haben?).

Neuronale Repräsentationen des *Optimierungsprozesses der Entscheidung in der Gegenwart* in Hinblick auf interne homöostatische (Habe ich Durst? Habe ich etwas gegessen oder bin ich empfindlich für Alkohol? etc.) und externe situative Elemente (Was ist das für ein Kaffee, Tee oder Bier? Wer ist sonst noch da? Wie ist der soziale Rahmen?).

Kaffee, Tee oder Bier? Aus der Perspektive der neuronalen Netze

Die Verhaltensalternativen 1, 2, 3 sind repräsentiert durch verschiedene Netzwerkaktivitäten (Repräsentationen).

Die Bedeutung der Netzwerkaktivität 1, 2, 3 ergibt sich aber nicht aus sich selbst, sondern aus der umwelt- und lebensbezogenen Lern- und Werdensgeschichte des Netzwerkes (Mensch/Gehirn) mit den Gegenständen der Erkenntnis (Kaffee, Tee, Bier).

Entscheidungssituationen aus Sicht der neuronalen Netze sind also charakterisiert durch lebenszeitliche Aspekte:

- Aktivierung von Erfahrungen in der Vergangenheit
- Prospektive (modellierte) Abbildung der Zukunft
- Situative Optimierungsaufgaben

7.4 Zeitliche Aspekte des Entscheidungsprozesses

Phänomenologisch betrachtet sind alle Willensentscheidungen zukunftsbezogene Phänomene. Denn das Verhalten, über dessen Initiierung entschieden wird, findet ja erst in der Zukunft statt. Das bedeutet aber, dass aus neurobiologischer Sicht die *Konzeptualisierung von Zeit* eine Grundvoraussetzung von Willensentscheidungen ist. Das soll genauer betrachtet werden.

7.4.1 Welche Rolle spielt die individuelle Vergangenheit beim Entscheidungsprozess eines Menschen?

Im Rahmen eines Entscheidungsprozesses werden unmittelbare Folgen und weitergehende Konsequenzen von Handlungsalternativen in der Zukunft modelliert. Was passiert, wenn ich Kaffee, Tee oder Bier trinke? Diese Modellierung der Zukunft kann aber nicht ohne Bezug auf die Vergangenheit des entscheidenden Subjekts gedacht werden. Denn wie sollten Kriterien für die Entscheidungsfindung generiert werden, wenn das entscheidende Subjekt nicht auf Erkenntnisse und Wissen in Hinblick auf die Handlungsalternativen zurückgreifen könnte? Um im Beispiel zu bleiben: Ohne Kaffee, Tee oder Bier zu kennen, ohne jedes Wissen über diese Substanzen verlöre der Entscheidungsprozess seinen inhaltlichen Gehalt.

Angenommen der gefragte Mensch hätte die drei Getränke nie in seinem Leben kennengelernt und hätte auch durch Dritte oder lesend nie etwas über die Getränke erfahren, dann könnte er oder sie aus der Frage nur schließen, dass es sich um drei Getränke handelt. Die Entscheidung Kaffee, Tee oder Bier hätte dann inhaltlich eine ähnliche Qualität wie die Entscheidung Flüssigkeit, Flüssigkeit oder Flüssigkeit.

Diese Analyse zeigt, wie wichtig in einem Entscheidungsprozess biographisch etablierte Erkenntnisse in Hinblick auf die Handlungsalternativen sind. Ohne diese Erkenntnisse ist eine Willensentscheidung im Sinne der o. g. Kriterien inhaltlich nicht zu denken.

Aber es sind nicht nur unmittelbare Erfahrungen mit den Handlungsalternativen, sondern auch davon unabhängige Einstellungen, Haltungen, Werte, sozialkognitive Aspekte oder körperliche Bedingtheiten des entscheidenden Subjekts, welche in einem solchen einfachen Entscheidungsprozess zum Tragen kommen. So könnte etwa der entscheidende Mensch ein überzeugter Antialkoholiker sein, weil er als Kind sehr unter dem erratischen Verhalten des alkoholkranken Vaters gelitten hat. Schon wäre die Handlungsalternative Bier aufgrund einer Grundeinstellung ausgeschieden. Oder aber der betreffende Mensch könnte an einer genetisch bedingten Unteraktivität des Enzyms Alkoholdehydrogenase leiden. Diese würde zu extrem negativen körperlichen Reaktionen auf Alkoholkonsum führen und wiederum käme Bier, nun aus einem anderen Grund, nicht in Frage. Schließlich könnte es sein, dass der gefragte Mensch an einer Demenz leidet und es aus hirnorganischen Gründen nicht mehr schafft, den Zugriff auf sein Wissen und seine Erfahrungen angemessen zu organisieren. Dann könnte es geschehen, dass er zum Bier greift, obwohl er sehr aversiv auf Alkohol reagieren wird. Ferner könnte es sich bei dem Entscheidungsträger um einen introvertierten und ängstlichen Menschen handeln, der sehr auf die Meinung anderer Menschen über ihn bezogen ist. Nun käme wiederum Bier nicht in Frage, diesmal aber weil er das Gerede der anderen Menschen fürchten würde.

Das Beispiel zeigt, dass selbst bei einfachen Entscheidungsprozessen durch Bezug auf die eigene Geschichte des entscheidenden Subjekts eine Vielzahl von kognitiven und emotionalen Variablen eine Rolle spielt. Es zeigt aber auch, dass der zukunftsbezogene Entscheidungsprozess eine stark rekursive Komponente aufweist. In der Rückbezüglichkeit (Rekursivität) freier Entscheidungen kommen also Erfahrungen, Grundeinstellungen und Werte als körperliche Bedingtheiten zum Tragen.

Willensfreiheit & Zeit: Vergangenheit

- Bei einer Willensentscheidung werden vergangene Erfahrungen aktiviert (Erfahrungen mit Kaffee, Tee und Bier).

- Diese Erfahrungen sind biographisch determiniert.
- Sie sind an die Besonderheiten des individuellen Körpers gebunden.
- Sie sind daher notwendig einzigartig und nicht allgemein beschreibbar.
- In der Rückbezüglichkeit (Rekursivität) freier Entscheidungen kommen Erfahrungen, Grundeinstellungen und Werte als körperliche Bedingtheiten zum Tragen.

7.4.2 Welche Rolle spielt die Zukunft bei dem betrachteten Entscheidungsprozess?

Die Konkretisierung des Entscheidungsprozesses hat bereits gezeigt, dass sich Willensentscheidungen ganz wesentlich mit der Modellierung der Zukunft befassen: »Was wird passieren, wenn ...?«

Dies ist das zentrale Thema der Willensentscheidung. Ähnlich wie sich die Modellierung des zukünftigen Wetters zwar auf die Zukunft richtet – Abschätzungen über den Verlauf des Wetters in der kommenden Zeit anstellt –, sich aber im Kern auf Daten aus der Vergangenheit bezieht, so intendiert dieser psychobiologische Modellierungsprozess der Willensbildung primär zukünftige, noch nicht eingetretene Ereignisse, basiert aber – wie oben geschildert – im Kern auf Erfahrungen aus der Vergangenheit mit den verschiedenen Handlungsoptionen.

Dennoch ist das entscheidende Subjekt in seinem Entscheidungsprozess nicht auf die Vergangenheit gerichtet. Beim Nachdenken darüber, ob ich Kaffee, Tee oder Bier bestellen soll, habe ich nicht das Gefühl, meine Erinnerungen zu aktivieren, sondern ich stelle mir vor, wie es wäre, gleich Kaffee, Tee oder Bier zu trinken. Auch wenn in diesen Vorstellungsprozess implizit alle Erfahrungen und Erkenntnisse aus der Vergangenheit eingehen, so ist dieser Prozess doch auf die Zukunft gerichtet. Die erwarteten Folgen und Konsequenzen des eigenen Handelns (Finalität) werden bedacht und eine Entscheidung wird getroffen.

Auch hierbei kommen Aspekte wie Einstellungen, Werte, Persönlichkeitseigenschaften oder körperliche Bedingtheiten diesmal in ihrer zukunftsbezogenen Bedeutung zum Tragen. Ein Mensch mit Blasenschwäche etwa wird diuretisch wirksame Getränke eher meiden, wenn es keine Toilette in der Nähe gibt. Ängstliche Menschen werden in rigiden Gruppensettings jedes Auffallen meiden wollen und deshalb Alkohol ablehnen. Der extrovertierte, Aufmerksamkeit suchende Mensch dagegen wird eventuell gerade, weil niemand anderes Alkohol trinkt, zum Bier greifen, um seine Autonomie publikumswirksam in Szene zu setzen.

Willensfreiheit & Zeit: Zukunft

- Bei einer Willensentscheidung werden Zukunftsprospektionen aktiviert (Erwartungen an Kaffee, Tee oder Bier).
- Es werden Spekulationen (Modellierungen) über zukünftige Ereignisse angestellt.
- Erwartete Folgen und Konsequenzen der Handlung spielen eine zentrale Rolle.
- In der Antizipation (Finalität) freier Entscheidungen kommen erwartete Konsequenzen ebenso wie Erfahrungen, Grundeinstellungen und Werte als körperliche Bedingtheiten zum Tragen.

Zur Illustration und Schärfung der Analyse soll an dieser Stelle noch einmal der Vergleich mit der Modellierung zukünftigen Wetters im Rahmen der modernen Wettervorhersage fruchtbar gemacht werden. Die empirische Grundlage einer solchen Wettermodellierung sind natürlich die Vielzahl von Wetterdaten aus der Vergangenheit und die Zusammenhänge der zeitlichen Abfolgen der verschiedenen Wetterereignisse in der Vergangenheit. Unter der Annahme, dass es regelhafte Beziehungen in der Abfolge der Wetterereignisse gab, werden diese aufgezeichnet und mathematisch modelliert. Das resultierende Modell wird auf die aktuellen Wetterdaten angewandt und auf dieser Grundlage wird eine Erwartung für das kommende Wetter – eben die Wettervorhersage – errechnet. Offensichtlich steigt die Qualität der Wettervorhersage mit der Menge an verfügbaren Daten und miteinander verbundenen Wetterereignissen aus der Vergangenheit.

Allerdings spielen zusätzlich davon unabhängige Faktoren eine Rolle. So können etwa die vorhandenen Daten mit verschiedenen mathematischen Modellen kalkuliert werden. Auch ist nicht notwendig jedes mathematische Modell für jede Wetterlage und jede geographische Lage immer das Beste. Die Modelle müssen sich in ihrer Vorsageleistung bewähren, um weiter benutzt zu werden. Die Effektivität der angewandten Modelle muss sich in der Empirie der richtigen oder falschen Vorhersage bewähren.

Auch die Effizienz spielt eine wichtige Rolle. So könnte etwa der Einbezug sämtlicher verfügbarer Daten zwar die Wettervorhersage optimieren, aber unter Umständen so viel Zeit kosten, dass dieses Vorgehen ineffizient wird. Denn eine Vorhersage bzw. die Modellierung der Zukunft muss kurzfristig zur Verfügung stehen. So sind es unter anderem auch die Leistungsfähigkeit des zur Verfügung stehenden Computers, seine Prozessorgeschwindigkeit, die Größe und Geschwindigkeit des Arbeitsspeichers, der Festplatten und der Verbindungen zwischen diesen Elementen, welche die Auswahl der Menge der für die Modellierung benutzten Daten sowie des Rechenmodells bestimmen.

In Analogie zu dieser Metapher können die neuronalen Modellierungsprozesse der Zukunft bei einer Willensentscheidung veranschaulicht werden. Eine Entscheidung für oder gegen Kaffee, Tee oder Bier muss kurzfristig getroffen werden. Es macht keinen Sinn, alle Lebenserfahrungen mit diesen Substanzen zu reaktivieren und in lange dauerndes Nachdenken über eine solche Entscheidung zu verfallen.

Eine Entscheidung für oder gegen einen Lebenspartner, einen Beruf oder ein Verbrechen dagegen hat viel weiter reichende Konsequenzen und Implikationen. Insbesondere in den letzteren Fällen kann auch nicht davon ausgegangen werden, dass der Prozess der Entscheidungsfindung in einem unmittelbaren zeitlichen Zusammenhang mit dem Vollzug der Entscheidung steht. Bei der Willensentscheidung, die auf die Frage: »Kaffee, Tee oder Bier?«, fällt, kann davon ausgegangen werden, dass zumindest Teile des relevanten Entscheidungsprozesses in die Zeitspanne zwischen Frage und Antwort fallen.

Doch auch diese Frage ist letztlich theoretisch nicht sicher geklärt. Die Annahme, dass der für eine freie Willenshandlung psychobiologisch kritische Prozess in die Zeit zwischen Frage und Antwort fällt, ist bislang bei den meisten diesbezüglichen empirischen Experimenten völlig unkritisch vorausgesetzt worden. Dies ist aber keineswegs klar und vieles spricht dafür, dass wesentliche Elemente der Entscheidungsfindung nicht in diesen Zeitrahmen fallen. So ist bei einem Menschen, der auf Kaffee und Bier allergisch reagiert, die Entscheidung schon mit der Frage bzw. eigentlich schon in der Vergangenheit gefallen.

Wird jedoch ein geplanter Mord begangen, so kann mit ziemlicher Sicherheit davon ausgegangen werden, dass die Sekunden vor dem Abzug des Triggers einer Pistole nicht kritisch sind für die Entscheidung, einen anderen Menschen zu töten. Ebenso wenig wird davon ausgegangen, dass die Entscheidung für oder gegen eine Ehe zwischen Frage und Antwort des Standesbeamten oder Priesters fällt.

In Analogie zur Modellierung des zukünftigen Wetters kommen ferner bei Menschen auch weitere körperliche Eigenschaften im Entscheidungsprozess zum Zuge. So sind die Menschen in ihrer körperlichen Einzigartigkeit trotz weitgehender organischer Parallelen im Detail doch unterschiedlich strukturiert. Manche denken schnell, andere langsam; manche sind impulsiv, andere rigide; manche sind entscheidungsfreudig, andere wägen lange ab.

Auch die Wahl der Modelle für die Abschätzung zukünftiger Ereignisse kann im Detail von Mensch zu Mensch sehr unterschiedlich sein. Manche Menschen sind analytisch und verlassen sich primär auf bewusst benennbare Kognitionen, andere sind eher intuitiv und folgen ihrem Gefühl.[6]

Der Vergleich veranschaulicht, dass die Modellierung zukünftiger Ereignisse im Rahmen des Entscheidungsprozesses von Willensentscheidungen nicht eine einfache Leistung, sondern ein komplexes psychobio-

---

6 All diesen Leistungen und Eigenschaften liegen aus neurophysiologischer Perspektive Prozesse zugrunde, welche überwiegend noch unverstanden sind. Über das hirnorganische Korrelat einiger dieser Prozesse können etwa aufgrund der zahlreichen funktionell-bildgebenden Untersuchungen zu neurokognitiven Prozessen mittlerweile begründete Spekulationen vorgestellt werden. Allerdings wird die Stichhaltigkeit und Evidenz solcher Spekulationen aktuell noch oft weit überschätzt (vgl. Tebartz van Elst 2007). Deshalb soll dieser Themenbereich hier ausgespart bleiben.

logisches Geschehen darstellt, bei dem eine Vielzahl von im Detail unterschiedlichen mentalen Leistungen abgerufen wird. Und noch einmal wird angesichts dieser Analyse klar, dass das zufällige Heben einer Hand wie in den Experimenten von Libet oder Soon et al. in keinster Weise dazu angetan ist, ein empirisches Modell für freie Willenshandlungen abzugeben.

7.4.3 Welche Rolle spielt die Gegenwart beim Entscheidungsprozess von Willenshandlungen?

Wie gezeigt ist der Entscheidungsprozess zu einer Willenshandlung bezogen auf die Zukunft und stützt sich auf Erkenntnisse aus der Vergangenheit. Die Entscheidung findet letztendlich aber immer in einer Gegenwart statt.

Dies scheint evident, wenn das hier im Zentrum der Erwägungen stehende Beispiel der Entscheidung auf die Frage: »Kaffee, Tee oder Bier?«, betrachtet wird. Ähnlich verhält es sich bei Entscheidungen zum Verhalten vor auf Rot springenden Ampeln. Solche Entscheidungen erfüllen die o. g. Willenskriterien, müssen aber kontextbedingt in kurzer Zeit gefällt werden.

Wie sieht es aber bei der Entscheidung aus, ein Verbrechen zu begehen oder eine Ehe einzugehen? Diese Beispiele wurden oben schon thematisiert als Beleg dafür, dass der Entscheidungsprozess zeitlich eben nicht unmittelbar an den Vollzug der Handlung geknüpft ist. Zwar wird ein Mord im Moment des Tötens vollzogen und auch eine Ehe geht man erst ein, wenn »Ja« gesagt wird, doch sind die relevanten Entscheidungsprozesse für beide Willenshandlungen in den allermeisten Fällen lange vor der Umsetzung der Handlung gefallen.

Stellt dies die oben gemachte Aussage, dass Entscheidungen immer in einer Gegenwart fallen, nicht in Frage?

Ich denke, dass an dieser Stelle zwischen einer Entscheidung und dem Vollzug der Entscheidung differenziert werden muss. Dies ist bei einfachen Entscheidungen weniger kritisch. Beim Bestellen eines Cappuccinos ist die zeitliche Verbindung zwischen Entscheidung und Handlung meist klar. Bei einer Entscheidung zum Mord folgt in der Regel nicht die Handlung auf die Entscheidung, sondern es werden zunächst weitere Vorbereitungen und Planungen unternommen, bevor die Entscheidung erst viel später in die Tat umgesetzt wird. Dennoch fiel die Entscheidung zu irgendeinem Zeitpunkt in irgendeiner Gegenwart. Entscheidungen, deren Umsetzung auf der Handlungsebene zeitlich nicht unmittelbar an die Entscheidung geknüpft sind, können offensichtlich revidiert und rückgängig gemacht werden. Das ändert jedoch nichts daran, dass solche Entscheidungen letztendlich in irgendeiner Gegenwart getroffen wurden.

Diese Beobachtung scheint auf den ersten Blick das oben festgehaltene vierte Entscheidungskriterium von Willensentscheidungen (»eine Handlung wird in die Tat umgesetzt«) in Frage zu stellen. Denn die Entscheidung zu einer Ehe und das Ja-Sagen fallen ebenso wenig zusammen wie die Entscheidung zum Mord und das Töten. Demzufolge wäre eine Entscheidung im Sinne der Definition erst dann gefällt, wenn »Ja« gesagt oder aber getötet wurde. Ich denke, dass der Handlungsbegriff bei solchen Beispielen aber weiter gefasst werden sollte. Denn die vorbereitenden Handlungen beginnen in beiden Beispielen letztendlich mit der Fällung der Entscheidung. Diese Deutung ist in Übereinstimmung mit der juristischen Bewertung von solchen Entscheidungsprozessen. Denn schon die Planung und Vorbereitung von Straftaten werden unter Strafe gestellt, sofern sie überzeugend nachgewiesen werden können. Trotzdem können solche Entscheidungen natürlich vor ihrem endgültigen Vollzug rückgängig gemacht werden, was allerdings dann im entscheidungstheoretischen Sinne eine neue Entscheidung darstellen würde.

Wie können nun die gegenwartsbezogenen Aspekte einer Entscheidung genauer beschrieben werden?

Diesbezüglich muss zunächst festgehalten werden, dass der psychobiologische Prozess einer Entscheidungsfindung immer in einer konkreten lebenszeitlichen Situation stattfindet. In diesem Entscheidungsprozess werden Erfahrungen und Erkenntnisse aus der Vergangenheit im Zusammenhang mit den Handlungsoptionen gemeinsam mit Projektionen, Modellierungen bzw. Spekulationen über zukünftige Folgen und Konsequenzen der Handlungsoptionen in einem psychobiologischen Entscheidungsprozess an die aktuelle Situation im Sinne einer Optimierungsaufgabe angepasst.

Im Sinne der Gegenwartsbezogenheit kommen dabei z. B. subjektbezogene situative Komponenten zum Tragen. Im konkreten Beispiel wäre das z. B. das Faktum, ob die gefragte Person Durst hat, fast am Verdursten ist oder eben eine große Menge an Flüssigkeit zu sich genommen hat.

Es kommen aber auch umweltbezogene situative Komponenten zum Tragen, etwa ob es heiß ist, welcher Qualität die angebotenen Getränke sind oder aber ob der Fragesteller ein sittenstrenger Vorgesetzter oder ein frohgelaunter rheinländischer Stammtischbruder ist.

Willensfreiheit & Zeit: Gegenwart (das Situative)

- Die Entscheidung/der neuronale Prozess findet immer in einer konkreten Lebenssituation statt.
- Im neuronalen Entscheidungsprozess werden Erfahrungen, Erkenntnisse und Zukunftsprojektionen an die aktuelle Situation im Sinne einer Optimierungsaufgabe angepasst.
- Rein situativ bedingtes Verhalten kann z. B. in manischen Zuständen beobachtet werden (vgl. ▶ Kap. 7.5.1).
- Rein erkenntnisgeleitetes Verhalten kann z. B. im Zwang beobachtet werden (vgl. ▶ Kap. 7.5.3).
- Freiheit als dimensionale körperliche Eigenschaft von Lebewesen ist ein Begriff der diesen Optimierungsprozess bzw. dessen subjektives Erleben beschreibt.

Die genaue phänomenologische Untersuchung einer Entscheidungssituation, wie sie bei freien Willensentscheidungen relevant ist, illustriert also zusammenfassend, dass es sich bei Willensentscheidungen keinesfalls um einfache uni- oder oligomodale, rein kognitive mentale Prozesse handelt. Vielmehr werden im Kontext von Willensentscheidungen die zeitlichen Sphären der Vergangenheit, Zukunft und Gegenwart in einem komplexen psychobiologischen Prozess miteinander und mit der situativen Umwelt in Beziehung gesetzt (▶ Abb. 4).

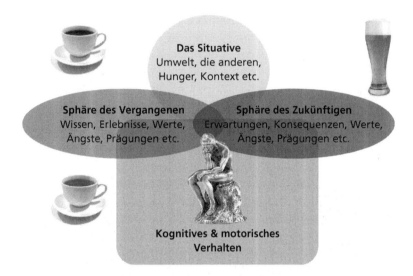

Abb. 4: Illustration des Ineinandergreifens der zeitlichen Sphären des Vergangenen (Biographie), der Zukunft (Fokus der Modulierung) und der Gegenwart (prozessuale Optimierung) bei einem Entscheidungsprozess im Kontext einer echten Willenshandlung

Es erscheint keineswegs unmöglich, diesen komplexen psychobiologischen mentalen Prozess empirisch zu untersuchen und zweifelsohne gehört diese Thematik zu den spannendsten Themenbereichen der sozialkognitiven Hirnforschung. Nur sollte – wie bereits mehrfach betont – in entsprechenden Experimenten darauf geachtet werden, dass diese komplexe Dynamik der Entscheidungsfindung zumindest im Kern repräsentiert ist, was nach meiner Analyse bei den gängigen und viel zitierten Experimenten zur Willensfreiheit bislang nicht der Fall war.

7.5   Störungen der Entscheidungsfindung

Eine gängige und oft sehr fruchtbare Methode, die kybernetische und neurophysiologische Organisation komplexer mentaler Leistungen zu erforschen, ist die Analyse von Störungen ebendieser Funktionen. Es stellt sich die Frage, ob es auch für den Bereich der Willensbildung und Entscheidungsfindung solche Störungen gibt, die uns Aufschluss über die kybernetische Organisation des Entscheidungsprozesses liefern könnte. Vier klassische Beispiele aus dem Bereich der Medizin wären in diesem Zusammenhang *manische Syndrome, depressive Syndrome, schizophreniforme Syndrome* und *Zwangssyndrome.*

7.5.1   Entscheidungsprozesse in manischen Zuständen

Bei *manischen Syndromen* befinden sich die betroffenen Menschen in einem außerordentlichen Zustand des mentalen Funktionierens. Das Denken ist im klassischen Fall deutlich beschleunigt, die Stimmung ist gehoben bis euphorisch, nicht selten auch gereizt und erregt, das Schlafbedürfnis ist reduziert. Der motorische und kognitive Antrieb sind deutlich gesteigert, die Gedanken rasen und können so beschleunigt sein, dass betroffene Menschen im Sprechen gar nicht mehr mithalten können. Die Ideenbildung ist stark gesteigert, eine Idee jagt die andere. Die Verhaltensweisen der Betroffenen sind meist sehr spontan bis impulsiv und enthemmt. Gedanken oder Handlungsoptionen, die den Betroffenen in den Sinn kommen, oder umweltinduziert durch Gesehenes oder Gehörtes angestoßen werden, können kaum abwägend bedacht werden, sondern werden unmittelbar in Handlungen umgesetzt (vor allem in triebnahen Verhaltensbereichen wie Essen, Trinken, Kaufen, Sexualität).

Die Beschreibung illustriert, dass die oben skizzierten Entscheidungsprozesse in einem solchen Zustand der psychobiologischen Geistestätigkeit erheblich gestört sind. Die Sphären der Vergangenheit und Zukunft nehmen kaum noch relevanten Einfluss auf die Entscheidungen und Handlungen der Betroffenen. Erkenntnisse aus der Vergangenheit in

Hinblick auf Handlungsoptionen werden nicht abgerufen und Modellierungen zukünftiger Ereignisse im Sinne einer Folgen- und Konsequenzanalyse des eigenen Verhaltens sind oft fast vollkommen non-existent. Betroffene Menschen schaden sich in solchen Zuständen oft extrem, indem sie exzessiv viel Geld ausgeben, wahllos sexuelle und andere Beziehungen eingehen und in extrem enthemmter Form anderen Menschen die Meinung oder intime Gedanken und Überlegungen mitteilen. Die multidimensionale Enthemmung charakterisiert diesen Zustand des psychobiologischen Funktionierens in besonderer Weise.

Die Sphäre der Gegenwart bei der Entscheidungsgenerierung bekommt dagegen in solchen Zuständen ein unangemessen großes Gewicht. Insbesondere triebnahe, hedonistische Verhaltensweisen oder aber auch aggressive Impulsive werden ungehemmt und ungefiltert in Verhalten umgesetzt und zwar sowohl auf motorischer Ebene (exzessive Bewegung, Sexualität, exzessives Einkaufen) als auch auf kognitiv-verbaler Ebene (exzessives Mitteilen von intimen Gedanken und Überlegungen).

Gerade dieser letzte Punkt stellt sich für viele Betroffene nach Rückkehr in ihren gesunden Zustand psychobiologischen Funktionierens als besonders fatal heraus. So kann z. B. die Mitteilung all der stillen Analysen und Kommentare zum Charakter und Verhalten eines Vorgesetzten nicht mehr zurückgenommen werden. Besonders verhängnisvoll ist es, wenn viele dieser stillen Kommentare und Analysen zutreffen. Denn sie wurden ja nicht im manischen Zustand, sondern zuvor im gesunden Zustand generiert, nur eben nicht mitgeteilt. Für die Adressaten solcher Botschaften ist es gerade deshalb oft extrem schwer, die Mitteilungen dem manischen Zustand zuzuschreiben, weil sie dem Denken aus gesunden Zeiten mentalen Funktionierens entspringen.

Im Sinne der hier vorgestellten Phänomenologie des Entscheidungsprozesses kann also für manische Zustände festgehalten werden, dass die Sphäre des Situativen, der triebhaften Bedürfnisse des Entscheidungsträgers bzw. der situativ getriggerten Verhaltensimpulse in einer unangemessenen Art und Weise überhandnimmt und den dynamischen Entscheidungsprozess eines gesunden erwachsenen Menschen aus dem Gleichgewicht bringt.

In manischen Zuständen ist der Entscheidungsprozess dahingehend gestört, dass die Sphären der Vergangenheit und Zukunft unterrepräsentiert sind zugunsten situativer homöostatischer und hedonistischer Impulse.

7.5.2 Entscheidungsprozesse in depressiven Zuständen

Bei Menschen mit *depressiven Syndromen* ist der psychomotorische Antrieb gehemmt, die Stimmung gedrückt, es herrschen Pessimismus und Freudlosigkeit vor. Nicht nur das motorische Verhalten, sondern auch das Denken ist verlangsamt und oft auf wenige Themen im Sinne eines negativistischen Grübelns eingeengt.

Diese gedankliche Einengung von Menschen im depressiven Zustand kann so weit gehen, dass sie wahnhaft davon überzeugt sind, zu verarmen, an bestimmten Katastrophen Schuld zu sein oder sich versündigt zu haben.

In der phänomenologischen Analyse der betroffenen Entscheidungsprozesse tritt das situative Gegenwärtige deutlich in den Hintergrund zugunsten der Sphären des Vergangenen bzw. insbesondere der Zukunft. Verzerrte Erinnerungen bzw. Erkenntnisse zum eigenen Schuldig-Sein oder zu eigenen Vergehen in der Vergangenheit und oft völlig verzerrte negative Erwartungen in Hinblick auf die Zukunft der Betroffenen dominieren alle psychobiologischen Prozesse und können nicht mehr in angemessener Weise an die Faktizität des Gegenwärtigen angepasst werden. Eigene stark situativ geprägte und triebnahe Bedürfnisse, Phänomene wie Hunger, Durst, Sexualität oder Körperpflege treten in den Hintergrund und werden vernachlässigt.

In depressiven Zuständen dominieren verzerrte Erkenntnisse in Hinblick auf die Vergangenheit und Zukunft den Entscheidungsprozess. Der Optimierungsprozess im Sinne einer Anpassung der Modellierung an die Faktizität und situative Bedürftigkeit der Gegenwart geht verloren.

7.5.3 Entscheidungsprozesse bei Zwangssyndromen

Bei klassischen *Zwangssyndromen* müssen die betroffenen Menschen bestimmte Handlungen oder Gedanken vollziehen, um irrationale Ängste abzuwehren. So gibt es Menschen, die sich hunderte Male am Tag die Hände waschen müssen, weil sonst die Angst in ihnen übermächtig wird, etwa an AIDS zu erkranken. Andere müssen stundenlang den Herd oder die Haustür kontrollieren, weil sonst die Furcht, es könne eingebrochen werden oder das Haus könne abbrennen, nicht gebannt werden kann. Die Unangemessenheit der eigenen Verhaltensgenerierung ist den Betroffenen typischerweise kognitiv durchaus bewusst. Sie erleben die eigene Entscheidungsfindung auch selber als Zwang und unfrei. Sie können sich dieser Dynamik nur nicht erwehren.

Aus Sicht der Phänomenologie der Entscheidungsfindung kann hier postuliert werden, dass eine dysfunktionale Erkenntnisbildung (*»Wenn ich mir die Hände nicht wasche, bekomme ich AIDS.«; »Wenn ich nicht in einem bestimmten Muster über die Platten eines Weges gehe, werde ich später einen Unfall erleiden.«*) zum Tragen kommt. Denn die zukünftigen Konsequenzen bestimmter Handlungen werden in völlig unangemessener Art und Weise modelliert. Die erwarteten unangemessenen Konsequenzen alltäglicher Verhaltensweisen führen zu erheblichen Angstsymptomen und Vermeidungsverhalten, welches dann in einem Circulus vitiosus Vermeidungsverhalten und resultierende Angst weiter fördert. Inwieweit Schlüsselerlebnisse aus der Vergangenheit dabei von kritischer Bedeutung für das Lostreten dieses Teufelskreises aus unangemessenen Konsequenzerwartungen, Vermeidungsverhalten und Angst sein könnten, kann nicht immer sicher eruiert werden. Allerdings führt eine systematische Expositionsbehandlung oft zu einer deutlichen Besserung der Angstsymptome und verbunden damit zu einer Besserung der Zwangshandlungen.

> Bei der Zwangsstörung führen dysfunktionale (falsche) Erkenntnisse zu einer dysfunktionalen Modellierung der Zukunft und zu verzerrten Zukunftsprojektionen, die mit erheblichen Angstsymptomen und Vermeidungsverhalten verknüpft sind.

7.5.4 Entscheidungsprozesse bei schizophreniformen Syndromen

Schizophreniforme Syndrome sind schließlich dadurch gekennzeichnet, dass die betroffenen Menschen unter schweren Wahrnehmungsstörungen, Denkstörungen und Wahnbildungen leiden. Betroffene hören Stimmen anderer Menschen, die miteinander reden, über die Betroffenen reden oder ihnen Befehle geben. Sie haben das Gefühl, andere Menschen könnten ihnen Gedanken eingeben oder entziehen, sie würden beobachtet, abgehört oder verfolgt. Die Generierung von Bedeutungszusammenhängen kann sich in diesen Zuständen komplett von der intersubjektiv regelhaft empirisch wahrnehmbaren Außenwelt entkoppeln. Dementsprechend ist die Theoriebildung bei den Betroffenen meist wirr, extrem idiosynkratisch und für Außenstehende nicht mehr nachvollziehbar.

Es ist offensichtlich, dass sich eine solch schwere Form der Störung der psychobiologischen Geistestätigkeit auch auf die Entscheidungsprozesse auswirken muss und zwar auf allen Ebenen der Entscheidungsfindung. Die Erkenntnisbildung ist nur noch lose an die Regelhaftigkeit der empirisch wahrnehmbaren Außenwelt gebunden. Dementsprechend orientieren sich die Entscheidungen der Betroffen an ihren eigenweltlichen Erkenntnissen und sind für Außenstehende kaum noch verstehbar.

Auch die Modellierung der Zukunft, d. h. der angenommenen Folgen und Konsequenzen der eigenen Handlungsoptionen orientiert sich an dieser eigenweltlichen Erkenntnisbildung. Dabei kann in manchen Fällen die innere Logik der Entscheidungsprozesse durchaus erhalten bleiben. Das heißt, in Kenntnis der eigenweltlichen Erkenntnisse und Annahmen der Betroffenen (des Wahns) und der darauf basierenden Schlussfolgerungen für zukünftiges Handeln kann dann dieses Handeln gelegentlich als intern logisch stringent und folgerichtig verstanden werden. Allerdings ist in vielen Fällen auch das formale Denken derart gestört, dass eine solche innere Logik der Entscheidungsprozesse nicht mehr nachvollzogen werden kann.

Schlussendlich ist bei schizophreniformen Syndromen auch die Sphäre der situativen Anpassung von Entscheidungsprozessen gestört. Dies ergibt sich schon allein durch die Wahrnehmungsstörungen. Denn wenn in einer Situation nicht-existente Stimmen gehört werden, die nicht zutreffende Informationen über die aktuelle Situation mitteilen, so kann ein Entscheidungsprozess nicht mehr angemessen an diese Situation adaptiert werden.

Bei schizophreniformen Syndromen ist der Entscheidungsprozess global in allen zeitlichen Sphären gestört.

Diese Analyse der Störungsmöglichkeiten von Entscheidungsprozessen im Kontext neuropsychiatrischer Erkrankungen sollte einmal mehr veranschaulichen, dass es sich bei dem Phänomen der Willensfreiheit nicht um eine einfache neuropsychologische Teilleistung eines Menschen bzw. höherer Lebewesen handelt.

Vielmehr handelt es sich dabei um multimodale, komplexe, integrative neurokognitive und emotionale Prozesse, welche aus phänomenologischer Sicht insbesondere auf einer differenzierten psychobiologischen Beherrschung der Zeit in ihren verschiedenen Sphären beruhen. Aus dieser Perspektive ist es die psychobiologische Eroberung der Zeit, welche es einem Lebewesen ermöglicht, das Phänomen der Freiheit in Form von Willensentscheidungen zu entwickeln. Diese Willensentscheidungen beruhen auf in der subjektiven Vergangenheit (Biographie/Lerngeschichte) individuell etablierten Erkenntnissen und Prägungen in Bezug auf die Handlungsoptionen. Auf der Grundlage dieser notwendig individuell realisierten Erkenntnisse werden mögliche Folgen und Konsequenzen der verschiedenen Handlungsoptionen für die Zukunft modelliert. Diese Modellbildungen werden schlussendlich in einem situativen Optimierungsprozess an aktuelle subjektbezogene (Wünsche, Bedürfnisse, Triebe etc.) und umweltbezogene Komponenten (Angebot, Qualität und Beschaffenheit der Optionen) angepasst und in Form einer motorischen oder kognitiven Handlung als Entscheidung umgesetzt und vollzogen.

Einmal mehr wird klar, dass Willensfreiheit in diesem Sinne nicht Freiheit von den physikalischen und biologischen Naturgesetzen meint, sondern ein Begriff ist, der eine psychobiologische Komplexleistung lebendiger Systeme beschreibt, die eine Untergruppe von behavioralen Sequenzen umfasst.

7.6 Der Moment der Entscheidung als »Battle Ground«

Mit Searle soll an dieser Stelle noch einmal der kritische Moment der Entscheidung betrachtet werden. Searle stellt dazu fest: »Wenn der Zustand seines Gehirns zu[m Zeitpunkt] t1 nicht kausal hinreicht, um die folgenden Zustände seines Gehirns zu t2 zu bestimmen, dann hat er einen freien Willen« (Searle 2004, S. 41).

Die bisherige Beschreibung der Phänomenologie von Entscheidungsprozessen ist wahrscheinlich für die meisten Leser noch nicht allzu problematisch gewesen. Auch das Abwägen des Für und Wider von Handlungsoptionen würden wohl noch die meisten Vertreter unterschiedlicher Positionen zur Freiheit deskriptiv als ein zur (fraglichen) Freiheit gehöriges Phänomen akzeptieren. Allerdings macht streng genommen auch das Abwägen und Erörtern des Für und Wider von Handlungsoptionen nur dann einen Sinn, wenn es auch eine nicht determinierte Entscheidung gibt. Denn für den Fall, dass eine Entscheidung schon vor dem Erörterungsprozess feststand, muss dieser Abwägungsprozess eigentlich als reine Zeitverschwendung begriffen werden. Er ist dann schlichtweg sinnlos.

Irgendwann kommt dann aber der kritische Moment des Übergangs vom Abwägen zum Entscheiden. Und dies sind natürlich die kritischen Punkte, auf die etwa Searle mit den Zeitpunkten t1 und t2 verweist. Dieser Moment bzw. der kurze Zeitraum der Entscheidung wird von verschiedenen Autoren mit verschiedenen Metaphern beschrieben. Er wird als Sprung, als Wasserscheide oder wie bei Searle als Lücke angesprochen.

Kann dieser Moment phänomenologisch oder introspektiv genauer beschrieben und analysiert werden? Das hier gewählte Leitbeispiel der Willensentscheidung »*Kaffee, Tee oder Bier?*« entpuppt sich in dieser Situation als wenig hilfreich. Denn obwohl es eine echte Willensentscheidung ist, ist sie doch gleichzeitig relativ banal und alltäglich. Das bedeutet, dass eine solche Entscheidung bei einem gesunden erwachsenen Menschen im Allgemeinen wenig innerpsychisches Konfliktpotential birgt. Damit wird die Entscheidung aber meist schnell und intuitiv getroffen, es findet kein langer und bewusster Abwägungsprozess statt, sondern eine situativ passende Option wird rasch ergriffen. Anders sieht es bei der Frage aus, ob man einen Partner heiraten oder eine Straftat begehen möchte. Hier sind die Folgen und Konsequenzen einer Handlung weit reichend. Dementsprechend werden die Handlungsoptionen sorgfältiger gegeneinander abgewogen. Die wahrscheinlichen und möglichen Folgen und Konsequenzen jeder Handlungsoption werden sorgfältig analysiert und bedacht und die Entscheidung wird nicht rasch und impulsiv, sondern langsamer und bewusster getroffen.

Die Kontrastierung einer banalen mit einer weit reichenden Willensentscheidung macht einen weiteren wichtigen Aspekt zur Phänomenologie von Willensentscheidungen deutlich. Eine Willensentscheidung wird umso intensiver prozessiert und erwogen, desto größer das aus den unterschiedlichen Handlungsoptionen resultierende Konfliktpotential ist. In solchen Situationen werden die konfligierenden Szenarien intensiv miteinander verglichen (z. B. Trieb gegen Moral, Affekt gegen Gesetz).

Je konfliktreicher die Konsequenzen unterschiedlicher Handlungsoptionen eingeschätzt werden, desto intensiver, bewusster und oft auch langsamer werden sie prozessiert und gegeneinander abgewogen.

An dieser Stelle stellt sich u. a. die Frage nach der Gültigkeit des ersten Kriteriums für Willensentscheidungen, nämlich dass solche Entscheidungen bewusst fallen. Dieses Kriterium setzt natürlich einerseits einen klaren Bewusstseinsbegriff voraus. Zum anderen illustrierte die phänomenologische Gegenüberstellung einer relativ banalen, alltäglichen Willensentscheidung mit einer weit reichenden Willensentscheidung, dass die Intensität des Bewusstseinsniveaus von Entscheidung zu Entscheidung variieren kann. Manche Entscheidungen werden wenig bewusst reflektiert, fast schon reflexartig getroffen (etwa wenn man auf eine Ampel zufährt, diese auf Rot springt und die Entscheidung zum Bremsen oder Gasgeben fällt). Andere existentiell wichtige Entscheidungen werden intensiv bedacht und erhalten damit höchstes Bewusstseinsniveau. Diese wichtige und schwierige Fragestellung soll in ▶ Kapitel 8.2 separat beleuchtet werden.

Die bei Menschen offensichtlich vorhandene Fähigkeit, Entscheidungen für lange Zeit in der Schwebe zu halten, ist ein weiterer phänomenologisch interessanter Punkt, der als Indiz für eine de facto existierende Freiheit dieses Prozesses gewertet werden könnte. Denn ähnlich wie beim Abwägen des Für und Wider von verschiedenen Handlungsoptionen macht das bewusste Hinauszögern von Entscheidungen nur Sinn unter der Prämisse, dass das entscheidende Subjekt tatsächlich eine freie Entscheidung trifft. Denn wäre die Entscheidung nur Ergebnis kausal determinierter Prozesse im mechanistischen Sinne, wäre es zumindest deutlich schwerer zu erklären, wozu aufwendige Abwägungsprozesse und das Hinauszögern von Entscheidungen überhaupt nützlich sein sollten.

Wahrscheinlich würden sie von Vertretern eines kausal-deterministischen Menschenbildes als Ausdruck der in solchen Situationen komplexeren Entscheidungsfindung, die nun einmal mehr Zeit bräuchte, interpretiert. Auch wenn ich diesen Gedanken persönlich nicht überzeugend finde, so kann er theoretisch dennoch nicht ganz von der Hand gewiesen werden. Allerdings müsste ein solcher verzögerter und träger Entscheidungsprozess, wenn er inhaltlich keine weiteren Vorteile in Hinblick auf eine bessere Entscheidung hätte (denn es gibt in diesem Denken ja keine Wahl und damit auch kein Richtig und Falsch), evolutionär als Nachteil betrachtet werden. Das würde aber bedeuten, dass sich Phänomene wie das Abwägen oder das Hinauszögern von Entscheidungen evolutionär wegselektieren müssten, da sie nur nachteilig sind. Ob dies der Fall ist, ist empirisch sicher schwer festzustellen. Ich persönlich glaube es nicht.

Schlussendlich kommt es dann de facto bei Menschen zu Entscheidungen, seien sie nun frei oder determiniert gedacht. Eine Handlungsalternative wird in die Tat umgesetzt und damit das vierte Kriterium der freien Willensentscheidung erfüllt. Die Gretchenfrage der Freiheitsdiskussion ist nun die: Wie interpretiere ich diesen Prozess zusammenfassend: kausal geschlossen, determiniert und damit unfrei oder nicht und damit frei?

Diese Frage soll nun noch einmal aus der Perspektive deterministisch denkender und nicht-deterministisch denkender Menschen betrachtet werden.

7.6.1 Das Für und Wider deterministischen Denkens

Im Folgenden soll analysiert und entschieden werden, welche Interpretation echter behavioraler Willensentscheidungen überzeugender erscheint: die Deterministische oder die Nicht-Deterministische. Welche Argumente bringen die widersprechenden Positionen hervor und welche haben einen größeren Erklärungswert?

Eines steht dabei von vorneherein fest. Der Fall kann nicht klar entschieden werden. Seit Jahrhunderten streiten sich die Protagonisten des Determinismus und der Willensfreiheit, ohne dass eine Seite die Sache für sich klar entscheiden konnte. Beide Positionen sind prinzipiell widerspruchsfrei denkbar. Aber welche Denkweise kann am Ende am ehesten überzeugen? Diese Frage soll aus der Perspektive eines behavioralen Hirnforschers beantwortet werden.

Was würde in diesem Prozess um die Willensfreiheit ein Vertreter einer kausal deterministischen Theorie vortragen? Wahrscheinlich würde die Argumentation etwa so aussehen: »Ich weiß zwar nicht wie, aber dieser Sprung aus der Schwebe hin zur Entscheidung muss kausal sein. Denn er kann nicht aus dem Nichts kommen und alles andere Bedingte ist kausal! Wenn ich aber das Erklärungsmodell Kausalität für den Übergang des neurophysiologischen Zustands t1 $\rightarrow$ t2 aufgebe, gebe ich alle Wirkzusammenhänge auf und lande in einem ontologischen Dualismus. Damit aber gingen alle Bedingtheiten neurophysiologischer Übergänge verloren und die Neurophysiologie würde zusammenhanglos.«

Ganz ähnlich formuliert W. Prinz seine diesbezügliche Position, wenn er sagt:»Die Idee eines freien menschlichen Willens ist mit wissenschaftlichen Überlegungen prinzipiell nicht zu vereinbaren. Wissenschaft geht davon aus, dass alles was geschieht, seine Ursachen hat und dass man diese Ursachen finden kann. Für mich ist unverständlich, dass jemand, der empirische Wissenschaft betreibt, glauben kann, dass freies, also nicht determiniertes Handeln denkbar ist« (Prinz 2004, S. 20f.).

In diesem Zusammenhang scheint die vorgetragene Sorge um das Aufgeben von Wirkzusammenhängen durchaus nachvollziehbar und plausibel. Würde die geistige Welt außerhalb der physikalischen Dimension menschlicher Körper verortet, würde eine empirische Untersuchung etwa von psychischen Krankheiten in der Tat wenig Sinn machen. Ein ontologischer Dualismus, bei dem wie bei Descartes oder Eccles die freie geistige Dimension über die Zirbeldrüse (bei Descartes; vgl. Vorländer 1990) oder Psychonen (bei Eccles [1994]) auf das Gehirn einwirkt, ist zwar denkbar, aber insgesamt doch wenig überzeugend. Insbesondere müssten bei einer solchen Interpretation der Welt etwa für die oben beschriebenen psychischen Störungen nicht-materielle geistige Krankheiten angenommen werden, die dann wie auch immer auf das Gehirn einwirken. Die positive Wirkung etwa von Medikamenten auf die geistigen Funktionen, aber auch die negativen Wirkungen von Drogen könnten kaum oder nur sehr kompliziert erklärt und verstanden werden.

Auch wäre auf der Grundlage eines Körper-Seele-Dualismus oder auch eines völlig von den Gesetzmäßigkeiten der Natur entkoppelten Freiheitsverständnisses der oben skizzierte Entscheidungsprozess von freien Willenshandlungen kaum noch zu verstehen. Denn die ganze illustrierte Rekursivität freier Entscheidungen auf eigene Erkenntnisse, die Modellierung zukünftiger Ereignisse und die Optimierung von Handlungsoptionen in Bezug auf den situativen Kontext der körperlichen und externen Umwelt würde keinen Sinn machen, wenn die freie Entscheidung ohne jede begrenzende Beziehung zur physikalischen Welt stattfinden würde.

Erstaunlich ist dagegen, dass ein Wissenschaftler wie Prinz sich Wirkzusammenhänge nur in einer kausal-deterministischen, also mechanistischen Art und Weise vorstellen kann. Da diese Erklärungsmodelle der klassischen Physik ja schon im Zusammenhang mit komplexen unbelebten Systemen aufgegeben wurden zugunsten von probabilistischen Theorien wie der Chaos- oder der Quantentheorie, mutet es doch ein wenig erstaunlich an, dass nun für zweifelsohne weitaus komplexere Systeme wie lebendige Körper mit hochkomplexen Gehirnen mechanistisch-kausale Erklärungsmodelle als conditio sine qua non für die empirische Forschung gefordert werden!

Wie würden sich nun Vertreter der Freiheitsannahme in dieser Auseinandersetzung positionieren? In meinen Augen sollte gerade das

Kausalitätsverständnis von Positionen wie der von Prinz als kritischer Punkt in der Diskussion in den Blick genommen werden. Denn Freiheit ist durchaus empirisch naturwissenschaftlich positiv zu verstehen unter der Voraussetzung, dass auf einen mechanistischen Kausalitätsbegriff verzichtet wird (vgl. Tebartz van Elst 2003, S. 135–140).

Auch Prinz und andere Autoren, die ähnlich denken, werden wissen, dass die mechanistisch gedachte Kausalursache nicht die einzige Form von Bedingtheit ist. Schon Aristoteles identifizierte vier verschiedene Ursachen: den Stoff, die Form, die causa efficiens und die causa finalis. In dieser Konzeption entspricht die causa efficiens der mechanistischen Kausalursache im Sinne der klassischen Physik. Die causa finalis war dagegen der zielgerichtete Grund, weswegen im Bereich des Lebendigen Verhaltensweisen verursacht werden.

Es war offensichtlich eines der großen Projekte der Aufklärung und der Moderne bei der Erklärung der Welt auf diese Art der Finalursache zu verzichten und alle beobachtbaren Ereignisse durch Kausalursachen im Sinne der aristotelischen causa efficiens zu ersetzen. Und genau dieses Projekt wird von Autoren wie Prinz, Singer oder Roth verteidigt (Prinz 2004).

Das Versprechen, die Komplexität der Selbststeuerung komplexer Lebewesen allein mit den Begrifflichkeiten einer mechanistischen Kausalität modellieren zu können, ist aber ein ungedeckter Wechsel auf die Zukunft. Die Proposition, dass irgendwann das Abwägen eines Menschen im Kontext einer existentiell wichtigen Frage und das Verhalten nach der diesbezüglichen Entscheidung allein durch den mechanistischen Kausalitätsbegriff erklärt werden kann ohne Rückgriff auf Gründe oder intentional strukturierte Begriffe, ist zumindest im Denken der Tradition des kritischen Empirismus keine empirisch sinnvolle Aussage, weil sie nicht falsifiziert werden kann (Stegmüller 1989, S. 397ff.). Allerdings muss auch konstatiert werden, dass die Gegenposition, nämlich, dass dies nicht überzeugend gelingen wird, ebenso wenig falsifiziert werden kann.

Eine heute aber klar benennbare Schwäche der Positionen von Prinz und anderen ist, dass sie die Besonderheit des Gegenstands der Erkenntnis- und Theoriebildung nicht in den Blick nehmen. Die verschiedensten Erkenntnisthemen und -gegenstände wie die klassische Mechanik, die Astronomie, die Physik der Elementarteilchen oder aber die Erforschung komplexer unbelebter Systeme haben in Form der klassischen Physik, der Relativitätstheorie, der Quantentheorie oder der Chaostheorie jeweils spezifische theoretische Systeme zur Modellierung von Wirkzusammenhängen ihres Erkenntnisgegenstandes hervorgebracht, die in der Wissenschaft auch weitgehend nebeneinander existieren und akzeptiert werden. Ebenso erscheint es mir auch angemessen, ein spezifisches theoretisches System für den Bereich lebendiger Systeme und insbesondere höherer Säugetiere und Menschen zu erwägen.

Die Bedeutung der Reichweite der Innovation des Lebens wird von den Autoren, die behaupten, die komplexesten Lebensprozesse mit Wirkmetaphern aus der Mechanik erklären zu können, nicht problematisiert. Vielmehr wird suggeriert, ein Neuron im Kontext eines Gehirns und Körpers wäre parallelisierbar zu einem Zahnrad in einem hochkomplexen Uhrwerk.

Das bemerkenswerte in diesem Zusammenhang ist, dass gleichzeitig nicht in Frage gestellt wird, dass das Verhalten unbelebter komplexer Systeme wie etwa des Wetters oder der Elektronen eines Atomkerns nicht adäquat durch mechanistische Wirkmetaphern modelliert werden, sondern nur etwa durch Erklärungsmodelle wie die Chaos- oder die Quantentheorie.

Es wird also argumentiert, als gäbe es zwischen der belebten und der unbelebten Natur keinen qualitativen Unterschied. Die Tatsachen, dass die Freiheitsfrage den Bereich des Lebendigen berührt und innerhalb des Bereichs des Lebendigen Aussagen über die Qualität der komplexesten Phänomene macht, wird nicht in den Blick genommen. Es wird argumentiert, als sei der Unterschied zwischen einem Billardspiel und einem Gehirn nur ein gradueller, nicht aber ein qualitativer.

Dieser Punkt, d. h. die nicht weiter begründete Gleichsetzung von empirischen Gegebenheiten wie Billardspielen, Uhrwerken oder astronomischen Systemen auf der einen Seite und komplexen Lebewesen mit komplexen Gehirnen auf der anderen Seite, erscheint immer wieder erstaunlich und wenig überzeugend.

Dagegen besteht nach meiner Analyse die Notwendigkeit, gerade auch in der neurobiologischen Gehirnforschung das Faktum der Lebendigkeit theoretisch zum Thema zu machen und die Implikationen des Lebendigen für die empirische Hirnforschung zu hinterfragen. (Dies ist das Kernthema des Buchs »BioLogik« [Tebartz van Elst 2003] und kann im Rahmen dieser Diskussion nur am Rande thematisiert werden.)

Dabei geht es aber nicht darum, metaphysische oder spirituelle Begriffe zu begründen oder animistische Vorstellungen wiederzubeleben, sondern um die Anerkennung der empirischen Tatsache, dass in der Erdgeschichte mit der Entwicklung des Lebens eine neue Kategorie von Dingen entstanden ist (Lebewesen), in deren Existenz Zeit als Lebenszeit materialisiert wird und deren wissenschaftliches Verständnis möglicherweise einer eigenen Art von Begrifflichkeit zur angemessenen Modellierung bedarf.

Die Materialisierung der Zeit in lebendigen Körpern führt zu einer neuen Art von Faktizität, deren Verständnis und Modellierung eigener Begrifflichkeiten bedarf.

7.6.2 Der Begriff der Endogenität

Das fundamental Neue v. a. höherer Lebewesen und insbesondere des Menschen im Vergleich zur unbelebten Natur besteht demnach darin, dass sie dazu in der Lage sind, episodisch stattfindende Ereignisse körperlich abzubilden und auf der Grundlage dieser körperlichen Repräsentationen von Zeitereignissen Erkenntnisse zu bilden. Diese Erkenntnisse sind selber wieder gewordene und sich dynamisch verändernde Systemeigenschaften lebendiger Körper. Insbesondere bei den am weitesten entwickelten Lebewesen, den Menschen, aber wahrscheinlich auch bei einigen Tieren ist diese Erkenntnisbildung so weit ausdifferenziert, dass eine Modellierung zukünftiger Ereignisse möglich wird. Die körperliche Entwicklung insbesondere der Zentralnervensysteme ermöglichte es diesen Lebewesen, konzeptuell die Zeit und die Zukunft abzubilden und damit zu erobern und zu beherrschen. Und wie oben phänomenologisch aufgewiesen, eröffnet diese konzeptuelle Eroberung der Zeit und der Zukunft überhaupt erst den Raum für das Phänomen der Freiheit.

Freiheit so verstanden ist nicht ein von der naturwissenschaftlich empirischen Welt entkoppeltes Phänomen, welches sich außerhalb der Gesetzmäßigkeiten der physikalischen Welt bewegt. Vielmehr bezeichnet Freiheit die Eigenschaft einer Teilmenge von Phänomenen und Verhaltensweisen der am weitesten entwickelten Lebewesen in dieser physikalischen Welt, denen es durch ein komplexes System aus Gedächtnisbildung, Erkenntnisbildung und Modellierung der Zukunft möglich wurde, das eigene Verhalten auf eine schwer zu verstehende Art und Weise endogen zu steuern.

An dieser Stelle sollte der Endogenitätsbegriff in der hier gemeinten Bedeutung erläutert werden. Der Endogenitätsbegriff soll die oben detailliert analysierte, empirische Tatsache beschreiben, dass der komplexe Prozess der Entscheidungsfindung von echten Willenshandlungen handelnder Subjekte nicht aufgrund plausibler mechanistischer Kausalketten nachvollzogen werden kann. Vielmehr wird mit der Einführung dieses Begriffs die empirische Tatsache anerkannt und betont, dass durch die körperlich materialisierte Geschichtsbildung, Erkenntnisbildung und Modellierung von zukünftigen Ereignissen im biologischen und konzeptuellen Innenraum von höheren Lebewesen ein derart komplexes Gefüge von Bedeutungsphänomenen, Rückbezüglichkeiten und Umweltbezogenheiten entsteht, dass diese Welt der subjektiven Bedeutungsphänomene und -relationen begrifflich kaum zu bewältigen ist. Die Gesamtheit dieser semantisch-konzeptuellen Welt eines lebendigen Subjekts, in deren Rahmen Entscheidungsprozesse wie oben beschrieben entstehen und letztendlich Entscheidungen gefällt werden, soll mit dem Begriff der Endogenität bezeichnet werden. Dieser Begriff soll die empirische Tatsache betonen, dass diese komplexe Welt der subjektiven, intern unüberschaubar aufeinander bezogenen psychobiologischen Bedeutungsphänomene aus der Außenperspektive nicht überzeugend aufgeklärt werden kann. Dass dies nicht nur aus pragmatischer Perspektive, sondern gerade wegen der physikalischen Körperlichkeit dieser biopsychologischen Bedeutungsphänomene grundsätzlich nicht möglich ist, wurde bereits oben betont und begründet. Daher erscheint der Endogenitätsbegriff angemessen, um diesen Raum der subjektiven Bedeutungszusammenhänge zu beschreiben.

Bereits in ▸ Kapitel 4 wurde auf das philosophische Kriterium der Erstauslösung von Handlungen bzw. Kausalketten durch das frei handelnde Subjekt hingewiesen (vgl. Walde 2008). Nach meiner Analyse ist es nun gerade diese Endogenität von Bedeutungsphänomenen, die inhaltlich der geforderten Erstauslösung von Handlungsketten entspricht. Denn de facto können die empirisch beobachtbaren Entscheidungsphänomene von Willensentscheidungen von Menschen nicht im Entferntesten durch allgemeine mechanistisch-kausale Erklärungssysteme nachvollzogen werden.

Durch die im individuellen Körper materialisierte Geschichte, durch Erkenntnisse und die darauf basierenden psychobiologischen Operationsmöglichkeiten und Modellbildungen von zukünftigen Ereignissen entsteht ein psychobiologisches System von Bedeutungen und internen, aber dennoch umweltbezogenen Relationen.

Der Begriff *Endogenität* soll auf die faktische und theoretische Indeterminierbarkeit dieses psychobiologischen kybernetischen Systems hinweisen.

Freiheit beschreibt eine graduell ausgeprägte Eigenschaft solcher lebendiger psychobiologischer Systeme, wie sie in Form einer Untergruppe von Verhaltensweisen – nämlich freien Willenshandlungen – zum Ausdruck kommt.

In der Tat gibt es verschiedene philosophische und psychologische wissenschaftliche Traditionen, die sich mit der Erklärung von solchen Verhaltensphänomenen auseinandersetzen. Um dem oben geschilderten Phänomen der Endogenität von Bedeutungs- und Entscheidungszusammenhängen dabei Herr zu werden, haben Philosophen wie Aristoteles oder wissenschaftliche Fachrichtungen wie die Motivationspsychologie final strukturierte Begrifflichkeiten entwickelt wie Motive, Gründe, Verhaltensziele etc. Dies erscheint auch sinnvoll, weil offensichtlich nur mithilfe von final strukturierten Begriffen die Sphäre der individuellen, aber auch der intersubjektiven semantischen Welt strukturiert werden kann (vgl. z. B. Rushworth 2014). Diese Behauptung soll genauer analysiert werden.

7.6.3 Freiheit als Wahrscheinlichkeit

Vertreter rein mechanistisch-kausaler Wirkzusammenhänge werden aller Wahrscheinlichkeit nach die Einführung von final strukturierten Wirkursachen ablehnen. Denn sie befürchten, dass dadurch animistische oder religiös-metaphysische Denkmuster wieder Einzug in das hart erkämpfte Denken der Aufklärung halten könnten. Eine Möglichkeit, dies zu vermeiden, wäre, ähnlich wie bei Chaostheorie und Quantentheorie zwar die mechanistische Kausalursache für die Erklärung von Willenshandlungen abzulehnen, dafür aber von Wahrscheinlichkeiten zu reden. Dies scheint auf den ersten Blick für die Beschreibung von Willenshandlungen durchaus angemessen.

Was das konkret bedeuten würde, sei an einigen Beispielen illustriert:

Ein Affe hält einen Stock in einen Termitenbau. Er wartet eine Weile. Als einige Termiten an dem Stock hochkrabbeln, steckt er ihn in den Mund und frisst die Ameisen auf.

Ein junger Mann verhält sich in einer Gruppensituation unauffällig und nimmt gleichberechtigt am Gespräch teil. Als sich eine junge Frau zu der Gruppe gesellt, wird er plötzlich rot. Kurze Zeit später beginnt er, das Gespräch zu dominieren, reißt einen Witz nach dem anderen und wird immer vorlauter.

Ein Wissenschaftler vertritt in der Öffentlichkeit markante und provokante Positionen. In wissenschaftlichen Kontexten äußert er sich differenziert und sachbezogen. Die Aufregung in den Medien ist groß. Der Wissenschaftler wird immer häufiger zu Vorträgen eingeladen. Seine Bücher verkaufen sich hervorragend.

Alle diese Beispiele beschreiben komplexe Situationen, d. h. Vorgänge, die einige Zeit dauern. Es wurde Wert darauf gelegt, dass in diesen Beispielen rein deskriptiv beobachtbare Phänomene beschrieben wurden. Auf jede kausal oder intentional erklärende Formulierung wurde verzichtet. Die Tatsache, dass ich mehrere Anläufe gebraucht habe, bis ich aus der Formulierung solcher alltäglicher Situationen jede intentionale Ausdeutung dessen, was beobachtbar ist, entfernt hatte, zeigt, wie stark der Impuls der intentionalen Ausdeutung von Verhaltensphänomenen ist. Nun haben die Menschen das vitale Bedürfnis, ihre Erfahrungen zu ordnen und die Komplexität der vielen Erfahrungen zu reduzieren. Das bedeutet, dass sie Erfahrungen zu Erkenntnissen zusammenfassen. Komplexe situative Erfahrungen werden durch relationale Beziehungen (den Ursachen und Gründen) strukturiert und dadurch in ihrer Komplexität reduziert. Genau dieses Phänomen wird als Erkenntnisbildung verstanden. Erkenntnisse und Wissen sind damit ein Strukturprinzip lebendiger Organismen (vgl. Tebartz van Elst 2003, S. 41ff.).

Wie erwähnt schlug Aristoteles zwei Grundkategorien solcher relationaler Beziehungen vor, nämlich die Kausalursache (causa efficiens, Ursache) und die Finalursache (causa finalis, Grund) (Aristoteles 1984). Wenn man sich Aristoteles' Beispiele anschaut, wird klar, dass der Erklärungsbereich der Finalursache dabei gerade der Bereich des Lebendigen und insbesondere das Verhalten von Lebewesen ist. Diese beiden Relationen zur Ordnung und Komplexitätsreduktion des empirisch Beobachtbaren erscheinen sinnvoll und überzeugend, d. h. sie funktionieren im alltäglichen Denken.

Demnach würden die oben beschriebenen Beispiele alltagssprachlich formuliert unter Rückgriff auf ursächliche Relationen folgendermaßen aussehen:

- »Der Affe benutzt einen Stock als Werkzeug, um so an die Termiten als Nahrung zu kommen.«
- »Der junge Mann verhält sich auffällig, weil er dem Mädchen imponieren will.«
- »Der Wissenschaftler verhält sich in den Medien provokant, weil er trotz aller Kritik unterm Strich davon profitiert.«

Bei diesen Formulierungen handelt es sich nun um intentionale Ausdeutungen des beobachtbaren Verhaltens der Protagonisten. Die Beobachtungen wurden zueinander in eine relationale Beziehung gebracht (eben durch Rückgriff auf die causa finalis bzw. durch Verweis auf die intentionale, zielgerichtete Strukturiertheit von Verhalten). Die Komplexität der beobachtbaren Situationsabfolgen wurde reduziert. Die entsprechende intentionale Erkenntnisbildung ist verhaltensrelevant in Hinblick auf das Verhalten des erkennenden Subjekts.

Dennoch muss betont werden, dass diese intentionale Ausdeutung von Verhaltensphänomenen fehleranfällig ist. Die rein deskriptive Beschreibung von Verhalten ist sachlich richtig, die intentionale Ausdeutung kann falsch sein.

So ist es möglich, wenn auch nicht wahrscheinlich, dass der Affe nur mit dem Stock spielen wollte und die Termiten ihn gestört haben. Es ist denkbar, dass der junge Mann die Frau unattraktiv findet und sie durch sein Verhalten abschrecken will. Und ebenfalls ist es denkbar, dass sich der Wissenschaftler als einer der wenigen aufrechten Kämpfer für eine gute Sache sieht und nur deshalb in der Öffentlichkeit markant auftritt, weil er darin seine besondere Verantwortung vor der Geschichte sieht.

Der Versuch, die drei geschilderten Situationen nicht intentional, sondern kausal auszudeuten, ist zwar nicht unmöglich, bereitet aber sehr viel mehr Mühe. Für das erste Beispiel könnte er etwa so aussehen:

- »Der Blutzuckerspiegel des Affen unterschritt eine kritische Grenze. Dadurch wurde eine Insulinausschüttung verursacht. Diese wiederum führt auf der Erlebensebene zu einem Hungergefühl. Das Hungergefühl verursachte ein Nahrungssucheverhalten ...«

So weit hat die kausale Beschreibung zwar noch nicht der Komplexitätsreduktion gedient, sie war aber noch einfach. Die Benutzung des Werkzeugs nun kausal auszudeuten ist fast unmöglich. Denn spätestens an dieser Stelle muss Bezug genommen werden auf frühere Erfahrungen, Lernprozesse und Erkenntnisse des Affen. Denn nur wegen dieser Erkenntnisse kann er die Termiten als Nahrungsquelle identifizieren. Und nur weil er früher gesehen hat, wie ein anderer Affe mithilfe eines Stockes an die Termiten kam, hat er dies erinnert und benutzt den Stock nun selber als Werkzeug. Jeder Leser fühle sich ermuntert, diese relationalen Zusammenhänge des Verhaltens des Affen kausal ausdeutend auszuformulieren. Ich prophezeie, dass es nicht überzeugend gelingen wird. Beim entsprechenden Versuch zerfällt die Beschreibung dieser an sich einfachen Szene in unzählige kausale Detailrelationen, wobei der Blick auf das eigentlich essentielle der Situation – eben der intentionalen semantischen Struktur – völlig verloren geht. Für die beiden anderen Beispiele soll der entsprechende Versuch erst gar nicht unternommen werden, weil die intentionale Relation noch komplexer ist und dementsprechend eine kausale Ausdeutung nur in einer wirren und endlosen Ansammlung von inhaltlich zwar richtigen für die Erklärung der Situation aber insgesamt belanglosen relationalen Sätzen führen würde. Diese Analyse zeigt, dass zumindest pragmatisch für die Alltagssprache die kausale Ausdeutung intentionaler Zusammenhänge im Verhalten von Lebewesen zum Scheitern verurteilt ist.

Wie sieht es nun aber mit einem Ausweichen auf Wahrscheinlichkeitsaussagen aus? In Chaos- und Quantentheorie haben sich solche Modelle ja als fruchtbar erwiesen! Schon der Versuch, die geschilderten Situationen mit Begrifflichkeiten der Wahrscheinlichkeitstheorie auszuformulieren, ist mühsam. Auf welche inhaltliche Relation der beschriebenen Sätze soll die Wahrscheinlichkeitsaussage sich beziehen?

Vielleicht so:

- »Da in acht von zehn Fällen der Affe den Stock in den Termitenbau steckt und anschließend die Termiten auffrisst, wird der Stock mit 80%iger Wahrscheinlichkeit als Werkzeug benutzt.«

Oder so:

- »Acht von zehn hungrigen Affen suchen sich in ähnlichen Situationen Stöcke, stecken sie in Termitenbauten und fressen die daran heraufkrabbelnden Termiten. Daher handelt es sich mit 80%iger Wahrscheinlichkeit um ein Nahrungssucheverhalten.«

Diese etwas unbeholfen wirkenden Versuche, die oben geschilderten Szenen probabilistisch ausdeutend zu integrieren, illustrieren anschaulich, dass es nicht überzeugend ist, die relationale Ordnung von intentionalen Handlungen im Bereich des Lebendigen mit den Modellen der Wahrscheinlichkeitstheorie zu fassen.

Die introspektive Analyse zeigt, dass in unseren intuitiven intentionalen Ausdeutungen von Verhaltensphänomenen durchaus Aspekte der

Wahrscheinlichkeit enthalten sind. Wie oben betont, können intentionale Interpretationen von beobachtbaren Verhaltensabläufen sowohl innerhalb der eigenen Person bzw. des eigenen Körpers als auch bei anderen Lebewesen falsch sein. Dennoch zeigt die phänomenologische Analyse der Geistesfunktionen höherer Lebewesen, dass eine solche zielgerichtete, intentionale Ausdeutung von Verhaltensphänomenen sehr effizient und erfolgreich bei der Erklärung des Verhaltens höherer Lebewesen ist.

Die konkrete, beispielsbezogene phänomenologische Analyse hat also gezeigt, dass insbesondere im Bereich des Lebendigen und am überzeugendsten im Bereich des Verhaltens höherer Lebewesen relationale Gesetzmäßigkeiten entstehen, die den Naturgesetzen nicht widersprechen, durch gängige mechanistisch kausale Erklärungskonzepte aber nicht sinnvoll integriert werden können.

Auch die Ausdeutung und Integration solcher Beobachtungen mithilfe von Wahrscheinlichkeitsaussagen ist letztendlich nicht überzeugend. Zum einen führt sie nicht zu einer Komplexitätsreduktion der beobachteten Handlungsabfolge, weil sich Wahrscheinlichkeitsaussagen immer notwendig auf eine große Zahl von ähnlichen Situationen explizit beziehen müssen. Wenn ein Lebewesen eine Abfolge von beobachtbaren Handlungen intentional im oben geschilderten Sinne interpretiert (etwa das Rotwerden des jungen Mannes beim Anblick der jungen Frau), dann gehen in diese Interpretation natürlich auch Erfahrungen vieler ähnlicher Situationen ein, die lebensgeschichtlich zu Erkenntnissen kondensierten. Dennoch kann dieser Prozess nicht mit einer stochastischen Systematik beschrieben werden. Nicht jede der ähnlichen Erfahrungen hat den gleichen Stellenwert bei der Erkenntnisgenerierung. Die lebendige Dynamik der Erkenntnisbildung ist eben im Detail nicht das Gleiche wie die Konstruktion stochastischer Experimente im Bereich der nicht-lebendigen Physik (vgl. hierzu auch Tebartz van Elst 2003, S. 41ff.).

Vor allem aber hinterlässt eine stochastische Interpretation von Handlungsabfolgen eine Erklärungslücke. Dies sei an einem weiteren Beispiel illustriert:

- »Die Katze schleicht sich an die Maus heran, um sie zu fressen.«

Dieser intentional ausgedeuteten Beobachtung könnte folgende stochastische Ausdeutung gegenübergestellt werden:

- »Fünfzig Prozent der sich an Mäuse heranschleichenden Katzen fressen diese auf.«

Diese Formulierung veranschaulicht, dass bei der stochastischen Deutung der Handlungsabfolgen eine Erklärungslücke bleibt, die behavioral hoch relevant ist – zumindest aus Sicht der Maus.

Es wird zusammenfassend anschaulich klar, dass durch die mechanistischen Naturgesetze der klassischen Physik zielgerichtetes Verhalten von Lebewesen, welches unter Rückgriff auf die eigene Erfahrungs- und Erkenntniswelt generiert wird, nicht hinreichend erklärt wird. Auch stochastische Interpretationen von Handlungsabfolgen von Lebewesen hinterlassen ein Erklärungsdefizit, eine Erklärungslücke, weil sie gerade das Spezifikum der individuellen Situation aufgrund ihrer stochastischen Prinzipien (Mittelung gemeinsamer Elemente aus vielen ähnlichen Situationen) notwendig nicht erfassen können. Die organische Erkenntnisbildung dagegen operiert ganz wesentlich mit dem Konzept der causa finalis bzw. der intentionalen Deutung von Verhalten als zentrale Relation zur Ordnung und Komplexitätsreduktion von Ereignisabfolgen im Bereich der höheren Biologie.

Intentionales Verhalten kann weder durch Modelle aus der klassischen Physik im Sinne einer mechanistischen Kausalität noch mithilfe theoretischer Modelle der Quantenphysik oder Chaostheorie im Sinne von Wahrscheinlichkeiten überzeugend erklärt werden.

- Kausale Interpretationen führen zu analytischen Zerfaserungen einfachster intentionaler Sätze.
- Probabilistische Interpretationen hinterlassen eine Erklärungslücke.

8   Freiheit als psychobiologische Komplexleistung lebendiger Systeme

Offensichtlich sind im Rahmen der Evolution lebendiger Körper durch die neurobiologische Eroberung der Zeit als Systemeigenschaft lebendiger Körper finale (intentionale) Verhaltensstrukturen entstanden. Neurobiologisches Substrat dieser finalen Strukturiertheit von Lebewesen scheinen wie oben gezeigt die Fähigkeiten

- der körperlichen Abbildung der Lebenszeit,
- der Erkenntnisbildung,
- der Zukunftsmodellierung
- und eben der selbst gesteuerten Generierung von Verhalten (genau dies ist der situative Optimierungsprozess) vor dem Hintergrund dieser Leistungen

zu sein.

Es wurde gezeigt, dass die vorliegenden klassischen Experimente der empirischen Verhaltensforschung trotz aller ihnen zugeteilten Aufmerksamkeit bislang nicht Phänomene im Sinne von Willensentscheidungen, sondern eher Zufallsmotorik untersucht haben. Dabei wurden zusammenfassend überzeugende Argumente dafür gefunden, dass eine solche intentionslose Zufallsmotorik neurophysiologisch nicht unter der umfassenden »diktatorischen« Kontrolle eines vom lebendigen Körper losgelösten, nicht-materiellen Bewusstseinssystems steht. Diese Befunde wurden jedoch meist unangemessen interpretiert im Sinne einer unzulässigen Verallgemeinerung vor dem Hintergrund ungenauer Begrifflichkeiten. Zur Willensfreiheit wurden streng genommen in diesen Experimenten keine relevanten Beobachtungen gemacht, es sei denn, man wollte die neurophysiologische Organisation von Willenshandlungen mit der nicht-intentionaler Zufallsmotorik gleichsetze.

Die Argumentation zeigt auch, dass Freiheit nicht verstanden werden sollte als Freiheit des Körpers (Gehirns, neuronalen Netzes) von den Bedingtheiten der Naturgesetze. Diese dualistische Denkweise der Körper-Geist-Relation bzw. des Leib-Seele-Problems ist insbesondere im impliziten Alltagsdenken sowie in alltagssprachlichen Kontexten extrem weit verbreitet. Dies illustriert, dass es in einer Umwelt, die von einem mechanistisch kausalen und technischen Alltagsdenken geprägt ist, den Menschen zunehmend schwerer fällt, sich organische Ursachenrelationen (nämlich Gründe bzw. Finalursachen) vorzustellen. Lieber weicht das pragmatische Alltagsdenken in dualistische Sprachbilder aus und konzeptualisiert geistige Phänomene als nicht zur materiellen Welt gehörig. Damit können die intuitiv und im Alltagsverhalten ganz selbstverständlich vorausgesetzte Selbststeuerung des Verhaltens von gesunden Menschen[7] und anderen höheren Lebewesen und die Herrschaft der mechanistischen Kausalursachen in der dinglichen Welt gleichzeitig akzeptiert werden, ohne dass es zu alltagsrelevanten Widersprüchen käme.

Die vieldiskutierten Experimente zur Willensfreiheit sind nun dahingehend auch in meinen Augen sehr überzeugend, als dass sie dem Rezipienten veranschaulichen, dass die mentale Welt essentiell zur körperlich-materialistischen Welt der Dinge gehört. Die von Libet gemessenen Bereitschaftspotentiale oder die zu mentaler Aktivität korrelierenden BOLD-Signale bei Experimenten der funktionellen Hirnbildgebung illustrieren anschaulich, dass geistige Leistungen Leistungen des Körpers der Lebewesen sind. Ein Leib-Seele-Dualismus ist bei genauer Betrachtung der empirischen Welt des Mentalen zwar theoretisch nicht unmöglich, aber doch wenig überzeugend. Nur führt diese überzeugende Ablehnung eines Körper-Seele-Dualismus eben nicht zwangsläufig zur

---

7 Auch die Protagonisten fehlender Willensfreiheit gehen übrigens in ihrem Alltagsverhalten ganz selbstverständlich von der Selbststeuerung des Verhaltens anderer Menschen aus, etwa wenn sie sich über das Fehlverhalten anderer Menschen beklagen. Denn solche Klagen machen ja nur unter der Annahme einer gewissen Selbststeuerungsfähigkeit der anderen Sinn.

Ablehnung von theoretischen Konstrukten wie der Finalursachen oder von Annahmen wie der selbst initiierten und selbst gesteuerten Handlungsgenerierung höherer Lebewesen.

Willensfreiheit sollte nach dem hier vorgestellten Verständnis also als ein körperliches Phänomen, als eine Errungenschaft und eine Leistung von Lebewesen (bzw. ihrer neuronalen Netze) verstanden werden. Diese Leistung basiert auf der konzeptuellen psychobiologischen Beherrschung der Zeit und setzt Erkenntnisse und Folgenabschätzungen voraus. Wie gezeigt wurde, ist der Inhalt (die Semantik) solcher Erkenntnisse, wenn sie als individuelle körperlich generierte Eigenschaften verstanden werden, genau aus diesem Grund prinzipiell nicht vollständig determinierbar. Denn ein Körper kann gerade aus physikalischen Gründen nur einmal zu einer bestimmten Zeit an einem bestimmten Ort sein. Dies bedeutet natürlich nicht, dass nicht auf Erkenntnisse anderer Lebewesen mit einer hohen Trefferwahrscheinlichkeit geschlossen werden kann. Genau dies geschieht bei der intentionalen Interpretation von Verhalten anderer Menschen. Aufgrund eigener Erfahrungen und Erkenntnisse und der sorgfältigen situativen Beobachtung des Verhaltens des anderen werden mithilfe intentionaler Hypothesen Annahmen über die Absichten und Verhaltensziele der anderen gemacht (Theory of Mind, kognitive Empathie). Dass diese Annahmen oft richtig sind, wird hier gerade als Evidenz für die Sinnhaftigkeit des Konzepts der Finalursache verstanden. Dennoch kann ein solches Schließen aus o. g. Gründen notwendig nicht mit deterministischer Sicherheit realisiert werden.

Neben den Erkenntnissen kommen bei Willensentscheidungen situative, umweltbezogene Optimierungsaufgaben zum Tragen, die wiederum durch die individuelle Körperlichkeit bestimmt sind. Dieser situative Optimierungsprozess repräsentiert die philosophisch geforderte Erstverursachung von Handlungen. Denn er kann aufgrund der Komplexität der internen biographischen und relationalen psychobiologischen Abbildungsverhältnisse (Lebendigkeit, Endogenität) nicht schlüssig kausal uminterpretiert werden.

Freiheit so verstanden ist eine körperliche Leistung höherer Lebewesen. Sie bleibt an den individuellen Körper gebunden und kann durch Affektion des Körpers z. B. im Rahmen von Krankheiten tangiert werden. So können insbesondere Gehirnerkrankungen diese Leistung des Körpers,

Freiheit zu generieren, stark beeinträchtigen, was oben für die Beispiele manischer, depressiver und schizophreniformer Syndrome sowie von Zwangssyndromen illustriert wurde. Dieses Verständnis von Freiheit entspricht im Wesentlichen auch den entsprechenden Konzeptualisierungen in der Rechtswissenschaft, was in ▸ Kapitel 9.1 gesondert thematisiert werden soll.

8.1 Frei, unfrei oder mehr-oder-weniger-frei? Ist Freiheit kategorial oder dimensional strukturiert?

Ist nun die so verstandene Freiheit als Errungenschaft und Leistung höherer erkenntnisgeleiteter Lebewesen als kategoriale Größe zu betrachten? Sind Menschen oder andere höhere Lebewesen also entweder frei oder unfrei?

Die Rechtsprechung zumindest im deutschen Recht scheint auf den ersten Blick von einer solchen kategorialen Verfasstheit der Eigenschaft Freiheit auszugehen, etwa wenn in § 20 des Strafgesetzbuches formuliert wird: »ohne Schuld handelt, wer [...] unfähig ist, das Unrecht der Tat einzusehen oder nach dieser Einsicht zu handeln«. Die in dieser Formulierung festgehaltene Schuldfähigkeit setzt implizit Freiheit voraus. Denn nur wer in den Augen des Gesetzes fähig ist, das Unrecht der Tat einzusehen und nach dieser Einsicht zu handeln, ist derart frei in seinem Handeln, dass er für dieses auch zur Rechenschaft gezogen werden kann und es verantworten muss.

Wie häufig muten die juristischen Formulierungen zwar auf der einen Seite kompliziert und umständlich an, sind inhaltlich aber auf der anderen Seite sehr nahe an den Lebensphänomenen und der erfahrbaren Wirklichkeit ausgerichtet. Der Grund dafür ist wahrscheinlich, dass sich das Recht und die Gesetzgebung an konkreten Fällen und Beispielen aus dem tatsächlich stattfindenden Leben orientieren und auf dieser Grundlage versuchen, das Allgemeingültige solcher Beispiele für allgemein formulierte Gesetze herauszukristallisieren. Offensichtlich wird im oben zitierten § 20 die mit der Schuldfähigkeit verknüpfte Freiheit der handelnden Subjekte an die beiden mentalen Leistungsbereiche Einsichtsfähigkeit und Steuerungsfähigkeit gebunden. Dabei ist die Einsichtsfähigkeit mit Leichtigkeit mit der in diesem Text phänomenologisch herausgearbeiteten Erkenntnisbildung (Sphäre der Vergangenheit) sowie der darauf basierenden Modellierung zukünftiger Ereignisse (Sphäre der Zukunft) in Beziehung zu setzen. Die Steuerungsfähigkeit betrifft dagegen offensichtlich den situativen Optimierungsprozess der Gegenwart, in dessen Kontext schlussendlich auch eine Entscheidung für eine konkrete Handlung fällt.

Auf den ersten Blick scheint die mit der Schuldfähigkeit verbundene Freiheit der handelnden Subjekte im juristischen Denken als kategoriale Größe gedacht zu sein, da Schuldfähigkeit entweder gegeben ist oder nicht. Allerdings zeigt sich, dass im § 21 des Strafgesetzbuches eine verminderte Schuldfähigkeit definiert wird mit fast identischen Kriterien. Die Beurteilung, ob eine Schuldfähigkeit voll ausgebildet, aufgehoben oder vermindert ist, wird dabei meist an medizinische Experten im Rahmen eines Begutachtungsverfahrens delegiert. Bei genauerer Betrachtung scheint also die juristische Sichtweise von Willensfreiheit und damit verbundener Schuldfähigkeit eher als dimensionales Konzept gedacht zu sein, weil es neben der aufgehobenen auch eine verminderte Schuldfähigkeit gibt.

Dieses Verständnis kommt der in diesem Buch vorgetragenen Analyse sehr nahe. Denn sowohl bei der Fähigkeit der Erkenntnisbildung als auch bei der Zukunftsmodellierung und der Integration der daraus entstehenden Handlungsimpulse mit situativen und triebhaften Komponenten handelt es sich um psychobiologische Leistungen, welche sich erst im Laufe des Lebens eines Menschen langsam und graduell etablieren. Die Fähigkeiten sind nicht entweder vorhanden oder nicht, sondern sie sind mehr oder weniger ausgeprägt vorhanden. Dementsprechend kann die daraus erwachsene Freiheit auch nicht kategorial als entweder vorhanden oder nicht-vorhanden verstanden werden. Vielmehr muss Freiheit als psychobiologische Gesamtleistung eines Lebewesens gedacht werden, welche auf verschiedenen psychobiologischen Teilleistungen aufbaut und dimensional, also mehr oder weniger ausgeprägt, entwickelt bzw. gegeben ist. Dies entspricht auch den Beobachtungen und Zuschreibungen im alltäglichen Denken und Verhalten der Menschen. Bei Säuglingen wird kaum von einer freien Verhaltenssteuerung ausgegangen. Zwar besitzen Säuglinge bereits fast alle sensorischen Fähigkeiten von Erwachsenen, aber sie können auf keinen Apparat der Erkenntnisbildung und der Zukunftsmodellierung zurückgreifen. Dementsprechend ist der situative Optimierungsprozess ganz an die situativen inneren (Triebe) und äußeren Komponenten (Angebote, Reize der Umwelt) gebunden. Das resultierende Verhalten ist dementsprechend wenig moduliert und im Wesentlichen triebgesteuert oder umweltinduziert.

Erst im Rahmen der weiteren neurokognitiven und emotionalen Entwicklung von Menschen wird der psychobiologische Apparat der Erkenntnisbildung und Zukunftsmodellierung in zunehmenden Ausmaße entwickelt, was mit einer Zunahme des endogenen semantischen Raums und einer zunehmenden Komplexität von Relationen und Rückbezüglichkeiten innerhalb dieses endogenen semantischen Raums einhergeht. Parallel zu diesem Prozess entwickelt sich Freiheit wie geschildert als Errungenschaft, Leistung und damit Eigenschaft dieses psychobiologischen Systems. Freiheit muss also verstanden werden, als eine dimensionale Größe, welche sich mit zunehmenden neurokognitiven und emotionalen Fähigkeiten und Möglichkeiten der handelnden Lebewesen entwickelt. Die Potenz zu dieser Entwicklung ist den gesunden Menschen dabei in die Wiege gelegt, insofern sie über einen Körper verfügen, der diese Fähigkeiten entwickeln kann. Dieses Verständnis zeigt aber auch, dass die Realisierung und Weiterentwicklung einer so verstandenen Freiheit auch Aufgabe des Individuums sowie seiner Bezugspersonen, der Familie und der Gesellschaft ist. So verstandene Freiheitsentwicklung ist keine Gegebenheit (außer als Potenz), sondern Leistung und Herausforderung. Die Aufgabe der Freiheitsentwicklung stellt sich dabei nicht nur für das zunehmend frei werdende Subjekt, sondern auch für die Gesellschaft, die mit ihrer Pädagogik und Wertesystematik solche Entwicklungen fördern oder hemmen kann.

8.2   Bewusst oder nicht? Können unbewusste Handlungen frei sein?

Damit stellt sich nun die schon mehrfach angeklungene Frage nach der kritischen Bedeutung des Bewusstseins für Willenshandlungen. Nach den im ► Kapitel 6 genannten Kriterien müssen Handlungen bewusst initiiert worden sein, damit sie als Willenshandlungen klassifiziert werden können. Nun wurde oben anhand von Beispielen aber bereits illustriert, dass die Qualität des Bewusstseinsniveaus von Handlung zu Handlung durchaus variieren kann. Die impulsive Entscheidung, bei einer auf Gelb springenden Ampel Gas zu geben statt zu bremsen, hat sicher eine andere Qualität als der Entschluss, eine Bank zu überfallen. Ist es in diesem Zusammenhang denkbar, dass auch nicht-bewusste Handlungen als freie Willenshandlungen beurteilt werden könnten?

An dieser Stelle gilt es zunächst, den Bewusstseinsbegriff zu klären. Dieses Thema alleine kann Bände füllen und kann im Rahmen dieses Textes nicht in seiner vollen Breite erörtert werden. Dazu sei auf die entsprechende Literatur verwiesen (vgl. z. B. Krämer 1996; Schleichert 1992; Metzinger 1992). In vielen Texten wird der Begriff schlecht operationalisiert und eher theoretisch als alltagsnah durch konkrete Beispiele begründet. Einige Autoren setzen das Phänomen Bewusstsein mit Sprache gleich (z. B. Schleichert 1992). Andere definieren Bewusstsein als das *subjektiv erlebte Gewahrsein von etwas* (Kurthen 1996). Manche betonen die subjektive Erlebensqualität von bewussten versus unbewussten Erfahrungen (die Erste-Person-Perspektive bewusster Erlebnisinhalte), andere eher die intentional zielgerichtete Strukturiertheit von bewussten Geistestätigkeiten. Lange Zeit wurde der Bewusstseinsbegriff als Instrument begriffen, das spezifisch Menschliche der geistigen Tätigkeit zu charakterisieren und mit Begriffen wie *Bewusstsein* oder *Selbstbewusstsein* die Sonderstellung des Menschen im Kosmos zu begründen (Krämer 1996). Diese Strategie soll in diesem Text jedoch nicht verfolgt werden. Dennoch soll die hier gemeinte Bedeutung des Bewusstseinsbegriffs erläutert werden.

103

Weitgehende Einigkeit scheint bei den meisten Philosophen darüber zu bestehen, dass Bewusstsein eine bestimmte Qualität von höherer mentaler Tätigkeit charakterisiert. Für diesen Text soll in großer Nähe zu den Phänomenen, die alltagssprachlich als bewusst bezeichnet werden, der Versuch unternommen werden, den Bewusstseinsbegriff so zu operationalisieren, dass er in der Diskussion zur Willensfreiheit anwendbar und verstehbar wird (vgl. dazu auch Tebartz van Elst 2003, S. 162ff.). Dazu sei wieder ein Beispiel betrachtet:

> Bei der Betrachtung einer Hochgebirgslandschaft werden schneebedeckte Berge, Skifahrer, Felsen, Pisten, Wolken, Tiere etc. visuell wahrgenommen. Gleichzeitig werden Geräusche gehört, Gerüche gerochen und sensible Phänomene wie eine harte Bank gefühlt. Einige besondere eindrückliche Perzepte dieser Gesamtwahrnehmung erreichen Bewusstseinsniveau, andere nicht.

Was unterscheidet nun die einen von den anderen? Das Beispiel soll weiter geführt werden.

> In einiger Entfernung hinter dem Betrachter beginnt ein Berggasthaus geräuschlos zu brennen. Der Rauchgeruch verbreitet sich mit dem Wind. Zu einem bestimmten Zeitpunkt erreicht der Brandgeruch eine derartige Intensität, dass er Bewusstseinsniveau erreicht. Die Aufmerksamkeit des Betrachters richtet sich auf den Brandgeruch. Es folgt eine Orientierungsreaktion. Er schaut sich um und sucht nach der Brandquelle.

Was unterscheidet nun das Riechen kurz vor Bewusstwerden des Brandgeruchs vom bewusst gewordenen Riechen? Schon bevor der Geruch Bewusstseinsniveau erreicht hatte, wurden die olfaktorischen Sinnesreize des Betrachters psychobiologisch prozessiert. Es ist auch davon auszugehen, dass schon vor Bewusstwerden des Brandgeruchs die wahrgenommenen Gerüche eben vorbewusst bewertet und mit Vorerfahrungen abgeglichen wurden. Nur erbrachte dieser psychobiologische Analyseprozess keine relevanten Informationen. Daher wurde die Aufmerksamkeit des Betrachters nicht auf diese Wahrnehmung gerichtet und sie konnte damit kein Bewusstseinsniveau erreichen. Bewusste Wahrnehmungen sind also solche, auf die die Aufmerksamkeit des Betrachters sich richtet.

Schon im vorbewussten Bereich der Wahrnehmungsanalyse werden aller Wahrscheinlichkeit nach sensorische Informationen in Hinblick auf ihre Bedeutung analysiert und damit zu Perzepten. Doch erst wenn diese Analyse situativ relevante Ergebnisse produziert, wird das Aufmerksamkeitssystem auf dieses Perzept gelenkt, wodurch die Wahrnehmung bewusst wird. Dadurch ändert die Informationsverarbeitung ihre Qualität in einer spezifischen Art und Weise.

Ob Aufmerksamkeit wie hier beschrieben in der Tat eine notwendige Bedingung für Bewusstsein ist, oder ob es alternativ auch die Möglichkeit gibt, dass bewusste Informationsverarbeitung ohne Aufmerksamkeit bestehen kann, ist in den kognitiven Neurowissenschaften umstritten. Manche Autoren argumentieren, dass Aufmerksamkeit nur dann notwendig sei, wenn verschiedene Reize miteinander konkurrieren (Tsuchiya und Koch 2014). Allerdings wird dabei nach meiner Analyse kognitiver Prozesse vernachlässigt, dass es Situationen, in denen nur ein Reiz prozessiert wird, nicht gibt. Denn in allen denkbaren Situationen wachen Seins wird nicht nur gesehen, sondern auch gehört, gerochen, gefühlt oder interne Gedanken werden prozessiert und diese verschiedenen mentalen Prozesse können unmöglich allesamt bewusst sein. Selbst im Schlaf werden eine Vielzahl von Informationen vorbewusst prozessiert und erst wenn die Analyse solcher vorbewusster Informationsverarbeitung zu einem relevanten Ergebnis kommt (z. B. »es brennt«, »der Wecker klingelt«), folgt eine Orientierungsreaktion, die mit Aufmerksamkeit und Bewusstsein vergesellschaftet ist.

Diese dann entstehende bewusste Informationsverarbeitung findet im seriellen Nacheinander der Zeit statt. Es kann angegeben werden, was vorher und was nachher passierte oder gedacht wurde. Bewusste Informationsverarbeitung taucht sozusagen in das Nacheinander der Zeit ein. Im Gegensatz dazu ist vorbewusste Informationsverarbeitung »zeitlos« und kann vom sie verarbeitenden Lebewesen weder benannt noch zeitlich eingeordnet werden.

Dadurch, dass ein Informationsverarbeitungsprozess bewusst wird, wird er auch abfragbar, während vorbewusste Informationsverarbeitung zumindest nach einiger Zeit dem Gedächtnis nicht mehr zugänglich ist. Vieles spricht dafür, dass vorbewusste Informationsverarbeitung für eine gewisse Zeit im neuronalen Arbeitsspeicher gehalten und auch rückwirkend abgerufen werden kann, auch ohne dass sie vorher Bewusstseinsniveau erreichte. Dieser Zeitraum ist jedoch nur sehr kurz und beträgt etwa zehn Minuten. Wahrscheinlich sind eine Vielzahl von unterschiedlichen Hirnregionen für dieses Kurzzeitgedächtnis oder auch »Arbeitsgedächtnis« zuständig. Wird die Information dann aber bewusst, so deutet vieles darauf hin, dass Hirnregionen im mittelliniennahen Temporallappen und dem sogenannten Ammonshorn (Hippocampus), die für das Langzeitgedächtnis kritisch sind, involviert sind (Ranganath et al. 2014).

Während vorbewusste Informationsverarbeitung bei Menschen hochgradig parallel verläuft, sehr schnell vonstatten geht und außerhalb des Nacheinanders der Zeit prozessiert wird, ist bewusste Informationsverarbeitung im Gegensatz dazu deutlich langsamer, sie findet seriell im Nacheinander der Zeit statt und ist abfragbar (d. h. sie hat einen semantischen Inhalt). Das bedeutet aber auch, dass das Erkennen von bewusster mentaler Aktivität an Kommunikation und die Möglichkeit der Frage danach gebunden ist. Insofern ist die Sprache natürlich von kritischer Bedeutung für die Diagnostizierung von bewusster mentaler Tätigkeit. Ohne Sprache und Kommunikation kann Bewusstsein nicht erkannt werden. Das bedeutet aber nicht im Umkehrschluss, dass ohne kommunizierbare Sprache keine bewusste Geistestätigkeit denkbar oder vorhanden ist.

Kriterien bewusster Wahrnehmung

- Bewusste Wahrnehmungen sind solche, auf die die Aufmerksamkeit des wahrnehmenden Subjekts sich richtet.
- Phänomenologisch findet bewusste Wahrnehmung im Raum und im Nacheinander der seriellen Zeit statt.
- Vorbewusste Informationsverarbeitung ist nicht zeitlich seriell strukturiert.
- Bewusste Wahrnehmung ist gedächtnisrelevant und damit abfragbar.

Was bedeuten diese Überlegungen nun in Hinblick auf Willenshandlungen und den Freiheitsbegriff? Die Forderung, dass eine Willenshandlung eine bewusst eingeleitete Handlung sein muss, hängt inhaltlich eng mit den oben beschriebenen psychobiologischen Prozessen einer solchen Willensbildung zusammen. Denn Entscheidungsoptionen werden unter Rückgriff auf Erkenntnisse und in Hinblick auf modellierte zukünftige Folgen und Konsequenzen gegeneinander abgewogen und an das Bedingungsgefüge interner und externer situativer Komponenten angepasst (bzw. es wird entschieden).

Nun kann eingewendet werden, dass der Betrachter der Hochgebirgslandschaft ja bereits vor der Bewusstwerdung des Brandgeruchs Entscheidungen getroffen hat. Denn in den Minuten vor Bewusstwerdung des Brandgeruchs wurden die olfaktorischen Informationen ja auch prozessiert und auch in dieser Phase fand ja schon eine Bewertung bzw. eine Integration der sensorischen Informationen zu Perzepten statt. Solange die entsprechenden olfaktorischen Perzepte aber keine Relevanz hatten, erreichten sie eben nicht Bewusstseinsniveau. Dennoch muss ein vorbewusstes psychobiologisches System des Betrachters den sensorischen Input bewertet haben, somit Perzepte mit semantischem Inhalt generiert und vorbewusst entschieden haben, was relevant ist und was nicht. Anders kann der Prozess kaum verstanden werden. Nur waren diese vorbewussten Entscheidungsprozesse der biologischen Informationsverarbeitung des Betrachters eben nicht bewusst d. h. entsprechend der hier gewählten Operationalisierung von Bewusstsein einer fragenden Exploration nicht zugänglich. Sie sind für diesen vorbewussten Zeitraum also nicht abfragbar, weil sie das Raum-Zeit-Kontinuum der bewussten Wahrnehmung eben noch nicht erreicht hatten. Dementsprechend können ganz im Sinne der oben geschilderten Definitionskriterien diese vorbewussten Bewertungs- und Entscheidungsprozesse nicht als freie Willensentscheidungen eingestuft werden. Dennoch spielen solche vorbewussten Entscheidungsprozesse für die willensgenerierende bewusste Informationsverarbeitung eine wichtige vorbereitende Rolle.

Diese konkreten Erläuterungen illustrieren, dass es eine Vielzahl unterschiedlicher Formen psychobiologischer Informationsverarbeitungen beim Menschen und anderen höheren Lebewesen gibt. Darunter gibt es auch Bewertungen und Entscheidungen, welche im Sinne der hier gebrauchten Definition nicht Bewusstseinsniveau erreichen. Diese spielen zwar auch eine Rolle im späteren Prozess der Willensbildung, können aber nicht als freie Entscheidungsprozesse begriffen werden.

Die hier vorgetragene Analyse zeigt also, dass es bei der psychobiologischen Informationsverarbeitung von Lebewesen ein Nebeneinander von weitgehend automatisierten, vorbewussten und nicht-reflektierten, meist sehr schnellen und parallel ablaufenden und seriellen, im Nacheinander der Zeit statt findenden, bewussten kognitiven Prozessen gibt. Die bewussten Entscheidungsprozesse bauen oft auf vorbewusste auf. Dadurch, dass ein vorbewusster Entscheidungsprozess ins Zentrum der Aufmerksamkeit rückt, wird er zu einem bewussten. Bewusstsein ist als Gewusst-Sein über seine Abfragbarkeit operationalisierbar.

Bewusstsein, Raum und Zeit

Für Kant stellten Raum und Zeit a priorische Formen der Anschauung dar. Für ihn war ein Denken unter Abstraktion der Vorstellungen von Raum und Zeit nicht vorstellbar. Dies kann vor dem Hintergrund der hier vorgestellten Erwägungen auch insofern nachvollzogen werden, als dass es sich beim philosophischen Denken immer um ein bewusstes Nachdenken im Sinne der hier gewählten Kriterien handelt. Bewusstes Denken ist aber gerade dadurch charakterisiert, dass es im seriellen Nacheinander des Raum-Zeit-Kontinuums stattfindet. Vorbewusstes Denken ist dagegen wahrscheinlich nicht an die Kategorien Raum und Zeit gebunden (s. Kant 1956, S. 61ff. »Transzendentale Elementarlehre«).

Vor dem Hintergrund dieser Überlegungen soll nun erneut die Frage aufgegriffen werden, was dies für Willensentscheidungen bedeutet. Bereits weiter oben wurde darauf hingewiesen, dass konflikthafte Handlungsoptionen und solche, die mit besonders weit reichenden Folgen wie z. B. Strafandrohungen behaftet sind, ein besonders hohes Bewusstseinsniveau erreichen. Was bedeutet das nun im Sinne der o. g. Überlegungen genau?

Konflikt- und folgenreiche Handlungsoptionen führen dazu, dass der Abwägungsprozess besonders intensiv und meist auch länger aktiviert ist.[8] Damit wird ein entsprechend höheres Bewusstseinsniveau erreicht, als bei banalen Alltagsentscheidungen. Vor dem Hintergrund dieser Überlegungen könnte das psychobiologische Phänomen *Bewusstsein* auch grundsätzlich *als eine Art Bedeutungs- und Konfliktüberwachungsprozess für automatisiert ablaufende, vorbewusste Informationsverarbeitung* verstanden werden. Denn je komplexer die Erkenntnisbildung von Lebewesen ist, je größer die semantischen Räume werden, welche ein Lebewesen intern abbilden kann, und je komplexer die semantischen Möglichkeiten zur Modellierung von Zukunftsoptionen werden, desto wahrscheinlicher wird es, dass es Überschneidungen, Unstimmigkeiten und Widersprüche zwischen den verschiedenen Deutungsoptionen von uni- oder oligomodal perzeptiven oder aber von multimodal assoziativen Informationen gibt. Dann scheint es aus kybernetischer Perspektive geradezu erforderlich, dass es ein analytisches System zur Überprüfung der verschiedenen Perzepte, Konzepte und Deutungsoptionen gibt.

So verstanden – also als neurokognitives Konfliktüberwachungssystem – entwickelte sich die Notwendigkeit des Bewusstseinssystems also mit den zunehmend komplexer werdenden Fähigkeiten zur Erkenntnisbildung und Zukunftsmodellierung. Denn je komplexer die Fähigkeit der neuronalen Repräsentation von Welt, Vergangenheit und Zukunft, desto höher die Notwendigkeit eines solchen Konfliktüberwachungsprozesses.

Die Abfragbarkeit der dieses (Bewusstseins-)Programm durchlaufenden Informationen mag dabei nur Ergebnis der Notwendigkeit sein, die einzelnen Prozessierungsschritte für Vergleichszwecke gedächtnisrelevant

---

8 Wahrscheinlich spielt auch die affektiv-emotionale Informationsverarbeitung an dieser Stelle eine zentrale Rolle. Inwieweit dafür bestimmte neuroanatomische Substrukturen wie etwa die Amygdala, die Inselregion oder das anteriore Cingulum von besonderer Bedeutung sind, soll hier nicht weiter verfolgt werden. Denn nicht die neuroanatomischen Korrelate, sondern die logische, kybernetische, psychobiologische Struktur der Entscheidungsprozesse soll Gegenstand dieses Textes sein.

abzulegen und wieder abrufen zu können. Denn ohne eine gedächtnis-
relevante Speicherung der in einem Entscheidungsprozess zu verarbeitenden Informationen – etwa im Zusammenhang mit dem motivationalen
Abwägen von Handlungsoptionen – ständen die Zwischenergebnisse
einer solchen Analyse für einen späteren Vergleich nicht mehr zur
Verfügung.

Bewusstsein kann als ein konzeptuelles Konfliktüberwachungspro-
gramm verstanden werden, dessen Notwendigkeit evolutionär betrachtet durch die zunehmend komplexe Repräsentation von Vergangenheit, Gegenwart und Zukunft überhaupt erst nötig wurde.
Die Abfragbarkeit bewusster Informationsverarbeitung könnte der
Notwendigkeit geschuldet sein, bewusste Informationen für analytische Vergleichszwecke gedächtnisrelevant abzulegen.

Die Forderung des Bewusstseinsstatus für freie Willensentscheidungen
bedeutet nicht, dass es neben den bewussten und im Sinne der Definition
freien Willensentscheidungen nicht auch solche Entscheidungen
und Verhaltensweisen von Menschen gibt, die den Freiheitskriterien
nicht entsprechen. Dazu gehören z. B. weite Teile der vorbewussten,
weitgehend automatisierten Bewertung perzeptiver Informationen (wie
oben illustriert), aber auch das automatisierte Abspulen von teilweise
komplexen Verhaltensprogrammen, wie man sie z. B. im Zusammenhang mit neuropsychiatrischen Erkrankungen wie epileptischen
Anfällen, Schlafstörungen oder transienten globalen Amnesien beobachten kann.

Bei den sogenannten komplex-partiellen Anfällen etwa können Menschen hochkomplexes motorisches umweltbezogenes Verhalten zeigen,
wie z. B. Zugtickets kaufen und Zugreisen unternehmen, obwohl eine tief
greifende Bewusstseinsstörung vorliegt. Ähnliches gilt für die sogenannten transienten globalen Amnesien oder verschiedene Formen der
Schlafstörungen, wo es z. B. zu Schlafwandeln oder ähnlichen Phänomenen kommt. Trotz der Umweltbezogenheit kann solchen Verhaltensweisen nicht der Status einer freien Willensentscheidung zugeschrieben

werden, insbesondere weil das Kriterium der bewusst getroffenen Entscheidung nicht erfüllt ist. Denn Gründe und Motive sind teilweise für die in solchen Zuständen generierten Verhaltensweisen durchaus zu erkennen, sodass alle anderen Kriterien der freien Willensentscheidungen in solchen Situationen erfüllt wären (vgl. Tebartz van Elst und Perlov 2013). Gleiches gilt auch für nicht-freie behaviorale Sequenzen, wie sie in Form der Beispiele 1–5 in ▶ Kapitel 6 vorgestellt wurden.

Ferner gibt es eine Reihe von hochgradig automatisierten Verhaltensweisen wie z. B. beim Autofahren, die zwar bewusst sind im Sinne der hier gewählten Operationalisierung von Abfragbarkeit, die auch Entscheidungen beinhalten (wie etwa bremsen oder Gas geben vor einer auf Rot springenden Ampel), die aber nicht oder nur am Rande den Freiheitskriterien entsprechen, v. a. deshalb, weil die Entscheidungen nicht immer aus benennbaren Gründen getroffen wurden.

Zusammenfassend kann also festgehalten werden, dass im Sinne der hier vorgetragenen Definition Bewusstsein tatsächlich eine notwendige Voraussetzung für freie Willensentscheidungen ist. Denn der Abwägungsprozess, der Teil der Willensbildung ist, ist ohne die Qualität des Bewusstseins nicht überzeugend darstellbar. Das Phänomen Bewusstsein kann also als notwendige Voraussetzung dafür verstanden werden, dass der psychobiologische Abwägungsprozess von Handlungsalternativen eine derartige Intensität erreicht hat, dass tatsächlich individuell relevante Handlungsalternativen prozessiert wurden.

8.3 Falsch gefühlt: Was sagt Täuschung über Freiheit aus?

Menschen bilden Erfahrungen und Erkenntnisse nicht nur im Zusammenhang mit ihrer Umwelt und den äußeren Dingen und Ereignissen, sondern auch im Zusammenhang mit dem eigenen Körper, der Innenwelt und den bewusst erlebten und wahrgenommenen Phänomenen der eigenen Körperlichkeit.

Im vorherigen Kapitel wurde illustriert, dass die Sphäre der bewussten Informationsverarbeitung nicht die einzige Sphäre menschlicher Informationsverarbeitung ist, sondern dass es daneben auch noch einen wahrscheinlich viel umfangreicheren Bereich vorbewusster Informationsverarbeitung gibt. Dieser ist per definitionem dem Bewusstseinssystem nicht unmittelbar zugänglich.[9]

Darüber hinaus hat Freud darauf hingewiesen, dass es auch eine unterbewusste Informationsverarbeitung gibt. Die unterbewusste Informationsverarbeitung unterscheidet sich dahingehend von der vorbewussten Informationsverarbeitung, dass die vorbewusste nie Bewusstseinsniveau erreicht hat. Im Gegensatz dazu hat in der Theorie des Unterbewusstseins die unterbewusste Informationsverarbeitung zu einer früheren Zeit kurzfristig Bewusstseinsniveau erreicht, wurde dann aber wegen scheinbar damit verbundener, unlösbarer Konflikte aktiv ins Unterbewusstsein verdrängt. Dennoch beeinflusst eine solche Informationsverarbeitung nach Freuds Vorstellung unser motorisches Verhalten, z. B. bei den berühmten Freud'schen Versprechern (etwa, wenn der vortragende Wissenschaftler von »Pestpersonen« spricht oder die Nachrichtenredakteurin von der »Bundeskasperin«).

---

9 Dies ist wahrscheinlich der tiefere Grund für Phänomene wie Phantomschmerzen oder die fehlende Krankheitseinsicht bei manchen manischen und wahnhaften Syndromen. Denn wenn aus dem vorbewussten psychobiologischen Informationsverarbeitungssystem dem Bewusstseinssystem etwa »Brandgeruch« gemeldet wird, so entspricht dies zunächst einmal für das Bewusstseinssystem der absoluten Wirklichkeit. Erst wenn diese Information nicht mit dazu passenden Informationen aus anderen Kanälen wie z. B. dem visuellen Kanal in Übereinstimmung gebracht werden kann, resultiert eine Orientierungsreaktion und das Bewusstseinssystem sucht eine Lösung bzw. eine Theorie oder ein Modell für die konfligierenden Informationen. Entsprechende Fehlmeldungen z. B. im Bereich Schmerzen können aber aus der Perspektive des Bewusstseinssystems kaum aufgedeckt werden, da es keine relevanten anderen Informationen gibt, welche mit der Schmerzinformation im Widerspruch stehen. Ähnliches gilt auf konzeptuell höherer Ebene für Wahngebilde.

Vorbewusste Informationsverarbeitungsprozesse haben nie Bewusstseinsniveau erreicht.

Unterbewusste Informationsverarbeitungsprozesse hatten zumindest für kurze Zeit Bewusstseinsniveau erreicht, wurden aber im Weiteren aus dem Bewusstsein verdrängt.

In diesem Abschnitt soll nun der Frage nachgegangen werden, was es für die Theorie bedeutet, dass sich Individuen in Hinblick auf die Gründe ihres als frei erlebten Verhaltens täuschen können und eine vorbewusste oder unterbewusste Informationsverarbeitung die Entscheidung beeinflusst, ohne dass diese Einflussnahme dem handelnden Subjekt bewusst wird. Anders formuliert geht es darum, dass anerkannt werden soll, dass es bei Verhaltenssequenzen, die als frei klassifziert werden, zu solchen Täuschungen kommen kann. Handelnde Subjekte geben dann in Hinblick auf die bewußten und damit abfragbaren und experimentell erfassbaren Gründe ihrer Entscheidungen im ehrlichen Selbsterleben Erklärungen an, die das beobachtbare Verhalten nur unzulänglich plausibel machen. Vielmehr muss bei der Erklärung des beobachtbaren Verhaltens nüchtern betrachtet anerkannt werden, dass vorbewusste oder unterbewusste Informationsverarbeitungsprozesse das beobachtbare Verhalten mitbedingt haben. Was bedeutet eine solche Beobachtung nun in Hinblick auf die Annahme von Freiheit? Auch dazu seien Beispiele aus dem Alltag betrachtet:

Im Rahmen von Kinoaufführungen werden für extrem kurze Zeitabschnitte von etwa 50–100 Millisekunden immer wieder Bilder einer bestimmten Getränkemarke präsentiert. Die Präsentation der Bilder ist so kurz, dass sie nicht Bewusstseinsniveau erreicht. Nach dem Kinobesuch werden die Gäste gefragt, welches Getränk sie gerne haben möchten. Mit einer überdurchschnittlichen Wahrscheinlichkeit wird das Getränk ausgewählt, welches zuvor in dem Kinofilm präsentiert wurde. Befragt nach den Gründen ihrer Entscheidung geben die Personen unterschiedlichste Gründe an, aber nicht die Tatsache, dass ihnen im Film Bilder der Getränkemarke präsentiert wurden.

Offensichtlich kann die Entscheidung zumindest einiger Menschen auf diese Art und Weise beeinflusst werden, ohne dass die Einflussnahme Bewusstseinsniveau erreicht.

Ähnliches passiert tagtäglich millionenfach in der Werbung. Es ist ja gerade das erklärte Ziel der Werbung, die Willensentscheidungen von Menschen zu beeinflussen. Dabei versuchen manche Werbestrategien, die bewusste Informationsverarbeitung anzusteuern, indem sie Argumente für ein Produkt hervorheben, um die Konsumenten von der Qualität und Sinnhaftigkeit des Produkts zu überzeugen. Bei einer großen Anzahl von Werbungen handelt es sich aber um sogenannte Lifestyle-Werbungen. Bei diesen soll nicht bewusst von den Vorteilen eines Produkts überzeugt werden, sondern es wird eher versucht, vorbewusste Assoziationen zu wecken, um so das Verhalten der Konsumenten zu beeinflussen.

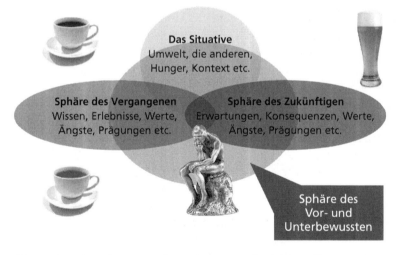

Abb. 5: Die Sphäre des Vor- und Unterbewussten durchdringt alle Dimensionen des psychobiologischen Entscheidungsprozesses, sowohl was die Aktivierung von Erkenntnissen aus der Vergangenheit anbelangt als auch bei der Modellierung der Zukunft und der Adaptation des Handelns an die situative Gegenwart.

Ein weiteres schönes Beispiel dafür ist die Zigarettenwerbung: Vor Jahrzehnten wurde z. B. noch mit der pharmakologischen Wirkung von Nikotin als Beruhigungsmittel geworben, wenn etwa eine freundliche Stimme dem aufgeregt schimpfenden HB-Männchen empfahl, lieber eine Zigarette zu rauchen als gleich in die Luft zu gehen. Dies kann als bewusst rationaler Appell verstanden werden, Nikotin als Beruhigungsmittel einzusetzen. Heutzutage wird dagegen das Rauchen eher mit Gefühlen wie Freiheit, Ungebundenheit, Jugendlichkeit oder Lässigkeit in Verbindung gebracht. Ziel dieser Werbung ist es offensichtlich nicht, bewusst rationale Gründe für den Zigarettenkonsum vorzubringen. Vielmehr wird auf der Ebene bewusster Informationsverarbeitung den Vorgaben des Gesetzgebers folgend sogar davor gewarnt, zu rauchen, weil Rauchen schädlich ist.

Nun offenbart nicht zuletzt der Erfolg solcher Werbung, dass eine nicht-bewusste Einflussnahme auf bewusste Entscheidungsprozesse sehr erfolgreich ist. Offensichtlich muss dem oben geschilderten Modell der Entscheidungsfindung also noch die Dimension des Vor- und Unterbewussten hinzugefügt werden (vgl. ▶ **Abb. 5**).

Was aber bedeutet das Faktum, dass diese Dimension des Vor- und Unterbewussten als Einflussgröße beim Prozess der Entscheidungsfindung akzeptiert wird, für eine Theorie der Freiheit? Ist das Faktum der Selbsttäuschung bzw. des Irrtums ein Beweis dafür, dass es freie Willensentscheidungen gar nicht gibt? Wird die Sphäre des Vor- und Unterbewussten im Rahmen des Prozesses der Entscheidungsfindung nicht völlig geleugnet, so muss diese Frage beantwortet werden, soll ein positiver Freiheitsbegriff aufrechterhalten werden. Offensichtlich berührt dieser Punkt das dritte der oben genannten Definitionskriterien für die Willensfreiheit, nämlich die Forderung, dass freie Willensentscheidungen aus Gründen und Motiven heraus gefällt werden.

Dazu sei erneut eine Entscheidungssituation betrachtet: Ein Mensch steht im Supermarkt an der Kasse und legt alle Waren auf das Band. Nachdem die Kassiererin die Rechnung präsentiert, stellt er fest, dass sie vergessen hat, ein besonders teures Produkt abzurechnen. Der Mensch überlegt einen Augenblick. Er weist die Verkäuferin nicht auf ihren Irrtum hin, bezahlt und nimmt das nicht bezahlte Produkt mit heim. Zu Hause wundert sich dieser Mensch über sein Verhalten und bekommt Gewissensbisse, weil es eigentlich gar nicht seinem Wesen und seinen Grundeinstellungen entspricht. Er denkt nach und erinnert sich an einen Film, den er am Vortag gesehen hatte. In diesem Film hatte der sehr sympathische Protagonist in einer der Filmszenen genauso gehandelt.

Was geschah genau in dieser Entscheidungssituation? Der Mensch wurde durch seine Beobachtung in eine akute Entscheidungssituation versetzt. Innerhalb kürzester Zeit musste abgewogen und entschieden werden. Er aktivierte seine Erkenntnisse und dachte etwa: »Es ist nicht mein Fehler, die Ware nicht abzurechnen. – Dennoch ist es nicht korrekt, die Ware nicht zu bezahlen. – Das Geld könnte ich gut gebrauchen. – Bestraft werden kann ich eher nicht, wenn ich nicht zahle. – Dennoch wäre es peinlich, wenn es gleich noch auffliegt. – Letzte Woche habe ich hier ein Produkt gekauft, welches schlecht war, eigentlich schuldet der Supermarkt mir dafür etwas. – Aber wenn mir ein Irrtum unterliefe, wollte ich, dass man mich darauf aufmerksam machte. – Ob die Kassiererin die Differenz zahlen muss, wenn die Kasse nicht stimmt? – Ich bin einfach ein skrupulöser Mensch.« Schlussendlich entscheidet er sich, die Ware unbezahlt mitzunehmen.

Bei dem aus phänomenaler Perspektive geschilderten Entscheidungsprozess handelt es sich natürlich um einen psychobiologischen Prozess, welcher auch eine neurophysiologische Perspektive beinhaltet. Letztendlich kann durchaus die Tatsache, dass im Kinofilm am Vortag der Protagonist ähnlich handelte, in dieser Situation den Ausschlag für die gewählte Handlung gegeben haben. Das wäre ein Beispiel dafür, dass ein nicht-bewusstes Element den oben oftmals skizzierten situativen Optimierungsprozess zwischen Erkenntnisabruf und Zukunftsmodellierung kritisch beeinflusst hätte. Aber sollte der Entscheidungsprozess deshalb als unfrei beschrieben werden?

Ich denke nein. Denn Freiheit bedeutet ja eben nicht Ungebundenheit oder Losgelöstheit von den Naturgesetzen oder psychodynamischen Bedingungen, sondern ein Entscheiden vor dem Hintergrund solcher Bedingungen. Das Beispiel zeigt aber auch anschaulich, dass, wenn der

Abwägungsprozess der Entscheidungsfindung zu ambivalenten und uneindeutigen Ergebnissen führt, vor allem bei gleichzeitigem Entscheidungsdruck immer unbedeutendere Einflussvariablen einen kritischen Einfluss auf die Entscheidung nehmen können. Denn – um im Beispiel zu bleiben – für den Entscheidungsprozess spielt es durchaus eine Rolle, ob der Preis für das unterschlagene Objekt 10 €, 100 € oder 1.000 € betrug. Im ersteren Falle konnte sich die Ambivalenz und Unschlüssigkeit wie geschildert entwickeln, vor deren Hintergrund die vorbewusste Einflussvariable des aktuell nicht erinnerten Beispiels aus dem Film für die Entscheidung kritisch wurde. Hätte das Produkt 1.000 € gekostet, wäre es mit hoher Wahrscheinlichkeit erst gar nicht zu dieser Ambivalenz gekommen.

Ein positives neurobiologisch fundiertes Freiheitsverständnis negiert also nicht die Möglichkeit von Irrtum und Täuschung. Auch soll nicht geleugnet werden, dass vorbewusste und unterbewusste Einflussfaktoren die bewusste Entscheidungsfindung mit beeinflussen. Die mögliche Bedeutung solcher vor- und unterbewussten Einflussfaktoren für bewusste Entscheidungsprozesse scheint aber vom Zeitdruck und der Wichtigkeit anstehender Entscheidungen abzuhängen.

> Vor- und unterbewusste Informationsverarbeitung beeinflusst den bewussten Entscheidungsprozess. Vergleichsweise unwichtige Entscheidungen, Entscheidungen, die unter großem Zeitdruck getroffen werden müssen, und stark ambivalente Entscheidungen sind besonders anfällig dafür, dass vor- und unterbewusste Einflussfaktoren kritischen Einfluss auf das Entscheidungsergebnis bekommen.

8.4 Die zeitliche Auflösung der Freiheit

In ▸ Kapitel 3 wurden die klassischen Experimente von Libet und anderen zur Neurophysiologie der Freiheit vorgestellt. Weiter wurde in ▸ Kapitel 6 erläutert, dass in diesen Untersuchungen nach den hier vorgestellten Kriterien keine echten Willenshandlungen, sondern eher Zufallsmotorik analysiert wurde. Darauf aufbauend wurde dann ein positives naturalistisches Verständnis von Willensfreiheit entwickelt, welches sowohl dem implizit Gemeinten alltäglichen Redens über Freiheit als auch neurowissenschaftlichen Untersuchungsansätzen entspricht (Haggard 2008), ohne deshalb auf eine trivialisierende Art und Weise reduktionistisch zu sein.

Das so entwickelte Verständnis des Phänomens Willensfreiheit beinhaltet implizit die zumindest ontologische Ablehnung eines dualistischen Körper-Seele-Verständnisses zugunsten der Annahme einer psychophysischen Identitätstheorie. Freiheit wird nicht verstanden als theoretisches Postulat, dass die Dimension des Mentalen losgelöst sei von den Gesetzen der Natur. Vielmehr wird der Begriff verstanden als deskriptive Beschreibung eines behavioralen Phänomens, nämlich als Spezifikation oder Eigenschaft einer Untergruppe von behavioralen Sequenzen lebendiger Systeme. Der pseudokategoriale Freiheitsbegriff in seiner Polarität kontrastiert dabei »freie Handlungen« gegen »stimulusreaktive Handlungen« (z. B. reflexartige Verhaltensweisen).

In diesem Kapitel soll nun diese naturalistische Dimension des hier erarbeiteten Freiheitskonzepts vertieft werden, indem erläutert wird, dass der so entwickelte Freiheitsbegriff nicht außerhalb der Dimensionen der empirischen Wissenschaft anzusiedeln ist, sondern wie andere psychobiologische Variablen eine zeitliche Auflösung aufweist. Dabei können zwei verschiedene Arten zeitlicher Auflösung der Willensfreiheit identifiziert werden, je nachdem welcher Aspekt freier Willenshandlungen genau in den Blick genommen wird.

Zum einen können behaviorale Sequenzen in den Blick genommen werden, die den Kriterien freier Willenshandlungen vollumfänglich entsprechen wie etwa das Hitlerattentat oder ein Banküberfall. Solche

Verhaltenssequenzen weisen eine hohe ökologische Validität auf, d. h. in ihnen spiegelt sich sehr präzise das wider, was gemäß den hier vorgestellten Kriterien und in der Alltagssprache mit Willensfreiheit gemeint ist. Es zeigt sich aber auch, dass in solchen Beispielen die Entscheidungsfindung auf einer extrem langfristigen Zeitachse stattfindet. Immer wieder finden sich Episoden des Abwägens (»Soll ich es wirklich machen?«, »Welche Risiken nehme ich für mich und meine Familie auf mich?«, »Wie hoch sind die Chancen, dass es gelingt?« etc.) und des Planens (»Welche Vorbereitungen muss ich noch treffen?«, »Was werde ich tun, wenn dieses oder jenes passiert?« etc.). Diese Elemente der Entscheidungsfindung können sich über Minuten bis Stunden, bei wichtigen Entscheidungen häufig aber auch über Tage, Monate und Jahre hinziehen. Die Analyse zeigt, dass es sich bei solchen freien Willenshandlungen im engsten Sinne der Bedeutung des Begriffs Willensfreiheit um extreme neurokognitive Komplexleistungen handelt, die von mentalen Teilleistungen wie Konzentration, Aufmerksamkeit, Gedächtnis, motivationale Planung, operative Planung, Zeitplanung, Risiko-Folgen-Abschätzung, Impulskontrolle, soziale Kognition, Theory-of-Mind-Fähigkeiten bis hin zu sensomotorischen Kompetenzen fast auf den ganzen Apparat psychobiologischen und sensomotorischen Funktionierens menschlicher Körper zurückgreift. Die zeitliche Auflösung solcher behavioraler Sequenzen ist derart groß (Stunden – Tage – Jahre), dass sie der experimentalpsychologischen Untersuchung nicht zugänglich sind. Beispiele wie Hitlerattentat oder Banküberfall zeigen also, dass Freiheit als Eigenschaft langfristiger, intendierter, behavioraler Prozesse eine psychobiologische Komplexleistung ist, welche zahlreiche Teilleistungen beinhaltet und abhängig von der Art der konkreten Willenshandlung ein erhebliches Maß an neurokognitiver Gesundheit voraussetzt. Die zeitliche Auflösung auf der Makroebene ist experimentalpsychologisch kaum zu untersuchen. Angemessene Untersuchungsmethoden sind dagegen die phänomenologische Analyse, z. B. in der Motivationspsychologie, die psychopathologische Untersuchung in der Psychiatrie oder der kommunikative Diskurs. Damit sind diese Aspekte von Willensfreiheit Forschungsgegenstand der klassischen geisteswissenschaftlichen Disziplinen.

Komplexe behaviorale Sequenzen, die der alltäglichen Intuition des Freiheitsbegriffs folgen (»freedom from immediacy«), weisen eine hohe ökologische Konzeptvalidität auf und haben einen zeitlichen Horizont von Minuten bis hin zu Jahren. Diese zeitliche Auflösung ist auf der Makroebene experimentalpsychologisch kaum zu untersuchen.

Angemessene Untersuchungsmethoden sind dagegen die phänomenologische Analyse, die psychopathologische Untersuchung oder der kommunikative Diskurs. Damit sind diese Aspekte von Willensfreiheit Forschungsgegenstand der klassischen geisteswissenschaftlichen Disziplinen.

Aus der experimentalpsychologischen Perspektive können davon unabhängig stimulusgebundene Verhaltensweisen studiert werden, wie etwa in den Libet-Experimenten, die introspektiv auch mit dem Gefühl der Selbststeuerung einhergehen. Dies ist etwa der Fall, wenn im klassischen Libet-Experiment ein Proband das Gefühl hat, gleich die Hand heben zu wollen, sie »jetzt« heben will und sich die Hand tatsächlich wenige Millisekunden später hebt. Hier wird also nicht die volle behaviorale Sequenz einer freien Willenshandlung zum Objekt der Forschung, sondern das »Gefühl der Selbststeuerung« von Menschen bei der Initiierung wenig motivierter motorischer Handlungen. Nach den zuvor erarbeiteten Kriterien freier Willenshandlungen ist der Willensakt bewusst und er wird umgesetzt. Die Kriterien, dass Verhaltensalternativen zur Verfügung stehen und aus Gründen oder Motiven gehandelt wird, sind dagegen nicht realisiert. Entsprechende experimentalpsychologische Untersuchungen können also als Operationalisierungen der motorischen Endstrecke freien Verhaltens verstanden werden (untersucht wird nicht die freie Willenshandlung, sondern das »Gefühl der Selbststeuerung«). Wie die Libet-Experimente zeigen, ist die Konstruktvalidität hoch, d. h. die Experimente sind wiederholbar, objektiv und wenig anfällig für statistische oder systematische Fehler. Allerdings entspricht das gewählte Konstrukt von Freiheit in Form der experimentellen Designs nicht dem Phänomen der Willensfreiheit in einem umfassenden und auch der Alltagssprache entsprechendem Sinne. Wie sich zeigt, bewegt sich die zeitliche Auflösung sowohl der mentalen Phänomene (subjektive Bewusstwerdung des Willensimpulses) als auch der aktuell messbaren objektiven Messkorrelate (EEG-Signale, BOLD-Signale der funktionellen Magnetresonanztomographie) hier im Bereich von Millisekunden (Bewusstseinsphänomene, EEG-Signale) bis hin zu wenigen Sekunden (BOLD-Signal).

> In Libets und ähnlichen experimentalpsychologischen Experimenten zur Freiheit werden behaviorale Sequenzen analysiert, die phänomenologisch nicht umfassenden Freiheitskriterien entsprechen.
>
> Sie können als Operationalisierungen der *motorischen Endstrecke freien Verhaltens* verstanden werden (»Gefühl der Selbststeuerung«).
>
> Sie weisen eine hohe Konstruktvalidität und eine geringe ökologische Validität auf (bilden genuine Willensfreiheit nicht adäquat ab) und haben einen Zeithorizont von Millisekunden (EEG Signale), bzw. 2–12 Sekunden (fMRI-Signale).

Unabhängig davon, ob nun den Libet-Experimenten Validität in Hinblick auf eine Abbildung von freien Willenshandlungen zugeschrieben werden soll oder nicht, stellt sich die Frage nach dem relationalen Verhältnis zwischen zeitlich messbaren neurophysiologischen Signalen und subjektiv benennbaren und damit auch messbaren, bewussten Willenshandlungen. Denn es wäre ja durchaus denkbar, wenn nicht sogar wahrscheinlich, dass sich ähnliche Befunde wie bei Libets klassischem Experiment auch im Zusammenhang mit echten, wenn auch einfachen Willenshandlungen wie etwa der Antwort auf die Frage nach Kaffee, Tee oder Bier finden würden.

Deshalb soll die zeitliche Relation zwischen neurophysiologischen, objektiv messbaren Signalen und den nur subjektiv messbaren Zeitpunkten der Willensentscheidung genauer analysiert werden. ► Abbildung 6 soll die gedachte Konstellation graphisch veranschaulichen. Inhaltlich stellt sie im Wesentlichen eine Abstraktion des klassischen Libet'schen Experiments dar. Es sei P ein spezifischer mentaler, bewusster Zustand, z. B. die bewusst erlebte Initiierung der Antwort auf die Frage nach Kaffee, Tee oder Bier. Offensichtlich ist das Phänomen P nur dem eigenen Erleben und Bewusstsein voll zugänglich, was im philosophischen Diskurs mit dem Begriff der Perspektive der ersten Person (first person perspective) beschrieben wird. Ferner sei Ψ ein spezifisches, neurophysiologisch objektiv messbares Signal, bzw. der neurophysiologische Zustand, der durch dieses Signal repräsentiert wird, wie z. B. ein messbares Bereitschaftspotential wie in Libets Experiment oder aber auch ein gemessenes BOLD-Signal wie z. B. beim Experiment von Soon und Kollegen. Offensichtlich ist Ψ auch der objektiven und empirisch beobachtbaren Perspektive z. B. der Wissenschaft zugänglich (third person perspective). Dann sind prinzipiell vier verschiedene Relationen dieser Signale zueinander denkbar. P kann zeitlich vor Ψ beobachtbar sein (bewusstes Phänomen findet in der zeitlichen Analyse vor dem objektiv beobachtbaren Hirnsignal statt), P und Ψ können gleichzeitig gemessen werden (bewusstes Phänomen und Hirnsignal gleichzeitig) und P kann nach Ψ auftauchen (bewusstes Phänomen folgt dem Hirnzustand). Schließlich kann in einem vierten denkbaren Fall kein systematischer Zusammenhang zwischen den Phänomenen P und Ψ beobachtet werden.

Wenn nun die zeitliche Reihenfolge, in der sich diese beiden Phänomene zueinander verhalten, überhaupt eine Rolle in Hinblick auf die Frage nach der Möglichkeit von Freiheit spielen soll, so sind nur vier verschiedene Standpunkte denkbar und zwar die folgenden:

1. P muss zeitlich früher als Ψ auftreten, um frei zu sein.
2. P und Ψ müssen gleichzeitig auftreten.
3. Die zeitliche Relation von P zu Ψ ist irrelevant.
4. P muss zeitlich nach Ψ auftreten, um frei zu sein.

Diese vier Fälle können nun systematisch durchdacht werden. Offensichtlich sind die Optionen 1 bis 3 unproblematisch für Verfechter der Position einer geistigen Freiheit. Denn wenn der bewusste Zustand vor dem neurophysiologischen Zustand auftritt, so wäre die Schlussfolgerung in diesem Denken, dass der bewusste Zustand P den neurophysiologischen Zustand Ψ verursacht haben könnte. Ich persönlich fände eine solche Vorstellung eher seltsam. Denn wie sollte reines Bewusstsein in die Physik hineinwirken? Dies liegt aber natürlich daran, dass in meinem Denken mentale und psychische Zustände wesentlich dasselbe sind. Doch das spielt an dieser Stelle keine Rolle, weil es ja darum geht, dass manche Neurowissenschaftler mithilfe des Arguments der zeitlichen Reihenfolge mentaler und neurophysiologischer Phänomene die Möglichkeit der Willensfreiheit negieren wollen. Und nur die Zulässigkeit dieser Argumentation soll hier geprüft werden. Auch die zweite Option, nämlich dass der bewusste und neurophysiologische Zustand genau zeitgleich auftreten, ist für Verfechter der geistigen Freiheit unproblematisch. Diese Option würde am besten zu der von mir favorisierten Auffassung der geistigen Freiheit als Leistung und Ergebnis höherer Lebens- und Erkenntnisprozesse passen. Schließlich ist auch Option 3 unproblematisch, weil sie besagt, dass die Reihenfolge des zeitlichen Auftretens dieser Signale unwichtig ist. Ich vermute, dass sich diese Position zukünftig möglicherweise als die Zutreffendste herausstellen wird. Denn ob die Signale, die wir mit unseren aktuellen Methoden messen können, überhaupt eine wesentliche Relevanz für die sich hinter den bewusst erlebten Entscheidungsprozessen verbergende komplexe neurophysiologische Aktivität haben, ist mehr als ungewiss.

Die zeitliche Auflösung der Freiheit (Mikroebene)
Die theoretischen Optionen

- P muss zeitlich früher als Ψ auftreten, um frei zu sein.
- P und Ψ müssen gleichzeitig auftreten.
- Die zeitliche Relation von P zu Ψ ist irrelevant.
- P muss zeitlich nach Ψ auftreten, um frei zu sein.

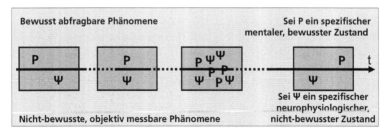

Abb. 6: Illustration der möglichen Relationen zwischen bewussten mentalen Phänomenen (Erste-Person-Perspektive) und objektiven, nicht-bewussten, messbaren, neurophysiologischen Phänomenen (Dritte-Person-Perspektive)

123

Kritisch ist offensichtlich nur die vierte Option, die ja auch in
▶ Abbildung 6 illustriert wird. Genau dieses Verhältnis wird ja von Libet
beschrieben, wenn auch eher in Zusammenhang mit Zufallsmotorik als
mit einer echten Willensentscheidung. Was würde aber tatsächlich aus
dieser zeitlichen Relation folgen, wenn sie genauso in einem klaren
zeitlichen Zusammenhang mit echten Willensentscheidungen beobachtbar wäre?

Bei der Beantwortung dieser Frage spielt die zeitliche Auflösung
sowohl des subjektiven Phänomens Bewusstsein als auch des objektiven
Messsignals eine kritische Rolle. Denn ebenso wenig, wie der Begriff
Freiheit als nicht-naturalisiertes Phänomen in meiner Analyse überhaupt
Sinn macht, ist der Bewusstseinsbegriff als immaterieller, zeitlich undi-
mensionierter Begriff verständlich. Denn wie in ▶ Kapitel 8.2 gezeigt, ist
auch Bewusstsein eine psychobiologische Leistung lebendiger Körper. Es
ist damit natürlich an die Biologie dieser Körper gebunden. Das bedeutet,
dass die zeitliche Auflösung des Bewusstseinssystems nicht beliebig klein
ist. So erreichen Bilder, die dem visuellen System nur für 20 Millisekunden
dargeboten werden, meist nicht Bewusstseinsniveau, d. h. sie werden nicht
bewusst abfragbar wahrgenommen. Erst ab einer Präsentationsdauer von
etwa 100–200 Millisekunden werden Bilder bewusst wahrgenommen. So
können etwa im Okzipitalhirn Korrelate von bewussten visuellen Wahrnehmungen nach etwa 100 Millisekunden gemessen werden, während sie
im Parietal- oder Frontalhirn deutlich später auftreten, was den Aspekt der
neurokognitiven Komplexleistung des Phänomens Bewusstsein unter-
streicht (Pins und Ffytche 2003). Diese zeitliche Auflösung des Bewusstseins
ist aber theoretisch und experimentell insofern von Bedeutung, als dass sie
definiert, was auf der Seite des bewussten Prozesses gleichzeitig bedeutet.
Denn wenn bewusste Phänomene nur mit einer zeitlichen Auflösung von
z. B. 500 Millisekunden möglich wären, wäre dadurch schon die Gleich-
zeitigkeit in den Experimenten von Libet begrenzt. ▶ Abbildung 7 illustriert
diesen Gedankengang.

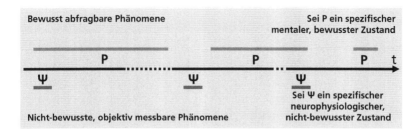

Abb. 7: Die zeitliche Auflösung des bewussten Prozesses P determiniert, was als gleichzeitig in einem Experiment betrachtet werden kann, welches objektiv mess- und beschreibbare Prozesse (Ψ) und subjektiv-erlebbare Prozesse (P) miteinander vergleicht.

Aber zurück zur ursprünglichen Frage, was tatsächlich aus der in den Libet-Experimenten gefolgerten zeitlichen Relation folgen würde, wenn sie genauso in einem klaren zeitlichen Zusammenhang mit echten Willensentscheidungen beobachtbar wäre. Die Antwort ist eigentlich relativ einfach: Wenn gefordert wird, dass ein mentales Phänomen dem neurophysiologischen Korrelat vorweggehen oder zumindest gleichzeitig sein muss, um frei genannt werden zu können, dann folgt aus dieser Beobachtung Unfreiheit.

Es handelt sich dabei dann allerdings um einen Zirkelschluss. Denn diese Beobachtung wird deshalb als Evidenz für Unfreiheit herangezogen, weil vorher Freiheit so definiert wurde, dass diese Beobachtung ausgeschlossen wird. Diese definitorische Setzung folgt dabei psychodynamisch gerade der alltäglichen Intuition des Selbsterlebens als willentlicher Akteur (Ich betätige den Lichtschalter und das Licht geht an etc.). Wenn dagegen gängige inhaltliche Freiheitskriterien aufgestellt werden, wie hier geschehen (nämlich: 1. Der Begriff und das Phänomen Wille sind bezogen auf bewusste Entscheidungsprozesse; 2. zwei oder mehrere Handlungsalternativen stehen zur Auswahl; 3. eine Alternative wird aus Gründen oder Motiven ausgewählt; und 4. eine entsprechende Handlung wird in die Tat umgesetzt), dann stellt diese Beobachtung kein notwendiges Ausschlusskriterium für die Annahme der Freiheit dar.

Dies zeigt, dass es nicht genügt, die Option 4 aufgrund einer vorwissen-schaftlichen Intuition per definitionem für unvereinbar mit dem Frei-heitspostulat zu erklären. Vielmehr muss argumentativ begründet wer-den, wieso Option 4 nicht mit der Freiheitsannahme in Übereinstimmung gebracht werden kann. Warum also sollte die oben skizzierte zeitliche Relation ein Problem für die Freiheitsannahme sein? Nun, die Verfechter dieser Position würden wohl argumentieren, dass die Ursache zeitlich vor den Folgen kommt. Wenn ich also regelhaft zwei Ereignisse in einer Reihenfolge beobachten kann, bei der das eine (Ψ) vor dem anderen (P) erscheint, so muss ich wohl davon ausgehen, dass Ψ P verursacht. Und dies entspricht ja auch in der Tat oft der alltäglichen Interpretation von solchen beobachtbaren Relationen. Allerdings muss man bei solchen Schlussfolgerungen sehr vorsichtig sein. Denn es handelt sich im Kern nur um Korrelationen, die nichts über die ursächlichen Zusammenhänge zwischen den korrelierten Ereignissen aussagen. Dies sei wiederum anhand zweier anderer korrelativer Beispiele veranschaulicht.

- Wenn ein außerirdisches Wesen auf der Erde die Zusammenhänge zwischen dem Regen und geöffneten Regenschirmen untersuchen würde, so würde er zu dem Ergebnis kommen, dass die Korrelation zwischen Regen und Regenschirmen sehr hoch ist. Zumindest wenn er Städte beobachten würde, würden Regenschirme und Regen fast regelhaft gemeinsam zu beobachten sein. Dennoch wäre die Schluss-folgerung, dass Regenschirme Regen verursachen, falsch.

Der kritische Leser wird einwenden, dass bei genauer Beobachtung feststellbar wäre, dass erst der Regen beginne und erst kurze Zeit später die Regenschirme zu beobachten seien. Dies ist in der Tat richtig. Die Frage ist aber, mit welcher zeitlichen Auflösung der Außerirdische die Erde beobachten würde. Würde er nur einmal pro Stunde ein Bild von der Erde machen (geringe zeitliche Auflösung), so könnte er diese Zusam-menhänge nicht erkennen, weil die zeitliche Auflösung seiner Messung dies nicht zulassen würde.

Nun ist die zeitliche Auflösung von EEG-Signalen sehr hoch und mithilfe seiner Wundt-Uhr konnte Libet den Zeitpunkt des Bewusstwer-dens der Bewegungsimpulse auch im Bereich von 100–200 Millisekunden überzeugend festlegen. Insofern ist das Beispiel der Regenschirm-Regen-Korrelation zwar ein Beispiel dafür, dass korrelative Zusammenhänge nicht leichtfertig kausal interpretiert werden sollten, aber noch kein kritisches Gegenargument gegen Libets Deutung seines Experiments. Dazu könnte aber das folgende Beispiel angetan sein.

- Stellen Sie sich vor, ein außerirdischer Forscher würde die Zusammenhänge des Verhaltens zwischen einem Menschen, einem Fernseher und der Fernbedienung dieses Fernsehers erforschen wollen. Sein konkretes Ziel sei es, herauszufinden, was den Prozess der Programmauswahl steuert. Seine Möglichkeiten der Messung wären aber stark eingeschränkt. Er könne lediglich das Verhalten des Menschen und der TV-Geräte beobachten.
  Dann würde dieser Forscher feststellen, dass immer, bevor ein Programm gewählt würde, der Mensch zur Fernbedienung greift. Seine Schlussfolgerung, der Griff zur Fernbedienung sei das kritische Element bei der Steuerung der Programmauswahl, wäre aber ein Fehlschluss. Denn er hat nur regelhaft eine Handlung beobachtet, die der Programmauswahl vorgeschaltet und offensichtlich mit der Programmauswahl assoziiert ist. Den eigentlichen Entscheidungsprozess hat er aber gar nicht beobachtet. Dieser könnte bei manchen Menschen schon abgeschlossen sein, wenn sie zur Fernbedienung greifen, andere überlegen sich möglicherweise mit der Fernbedienung in der Hand, welches Programm sie wählen sollen. In jedem Fall wäre die Annahme, dass Greifen zur Fernbedienung sei in Hinblick auf den Auswahlprozess des Fernsehprogramms von zentraler Bedeutung, eine Fehlannahme bzw. eine falsche Schlussfolgerung aus der korrekten korrelativen Beobachtung.

Ganz ähnlich könnte es sich mit Libets klassischem Experiment verhalten. In der Tat spricht einiges dafür, dass das Bereitschaftspotential eher ein unspezifisches Korrelat einer allgemeinen Vorbereitung motorischen Handelns ist, als das Korrelat des spezifischen Entscheidungsprozesses. Das Beispiel veranschaulicht auf alle Fälle, dass auch in dem o. g. 4. Fall (ein neurophysiologisches Signal ist korrelierend regelhaft vor einem Bewusstseinsphänomen zu beobachten) noch nicht zwingend belegt ist, dass dieses neurophysiologische Signal eine ursächliche Relevanz für das Bewusstseinsphänomen hat.

Aus der Tatsache, dass neurophysiologische Signale wie das Bereitschaftspotential oder etwa BOLD-Signale bei der funktionellen Bildgebung regelhaft vor einem Bewusstseinsphänomen beobachtet werden können, folgt logisch nicht, dass erstere letztere verursachen.

Die eben vorgetragene Argumentation hebt auf die Möglichkeit ab, dass es sich bei der Interpretation eines neurophysiologischen Signals als ursächlich in Hinblick auf ein mentales Phänomen um eine Täuschung handeln könnte. Ganz so, wie der außerirdische Forscher sich täuscht, wenn er glaubt, der Griff zur Fernbedienung sei kritisch in Hinblick auf die Programauswahl des beobachteten Menschen, so täuscht sich möglicherweise der postmoderne Neurowissenschaftlicher, wenn er glaubt, Bereitschaftspotentiale oder BOLD-Signale seien kritisch in Hinblick auf die komplexe Neurophysiologie und Neurokybernetik von Willensentscheidungen. Insbesondere das BOLD-Signal mit einer zeitlichen Auflösung in der Größenordnung von etwa 12 Sekunden ist sicher nicht dazu angetan, Willensentscheidungen, die zumindest in vielen Fällen deutlich schneller vonstattengehen, physiologisch adäquat abzubilden. Um die Diskussion aber endgültig auf den Punkt zu bringen, sei folgendes Gedankenexperiment zum Abschluss diskutiert.

- In einer zukünftigen Welt gelingt es Neurowissenschaftlern auf umfassend überzeugende Art und Weise, ein neurophysiologisches Signal σ zu identifizieren, welches mit einer subjektiv berichteten spezifischen Willensentscheidung (also etwa die Antwort »Bier« auf die Frage nach Kaffee, Tee oder Bier) vergesellschaftet ist. Immer wenn σ beobachtet werde, folge etwa 200–500 Millisekunden später eine spezifische Willensentscheidung und immer, wenn eine Willensentscheidung berichtet werde, sei etwa 200–500 Millisekunden vorher σ zu beobachten. Aufgrund aktuell schwer zu konkretisierender Befundkonstellationen soll in diesem Gedankenexperiment hypothetisch überzeugend klar sein, dass σ genau den Moment der Entscheidung (Wasserscheide, Sprung etc.) abbilde und kein anderes unverbundenes oder Epiphänomen repräsentiere.

Was würde dies für die Theorie einer freien Willensbildung bedeuten? Dies würde bedeuten, dass das subjektiv abrufbare bewusste Erleben dem neurophysiologischen Prozess genau 200–500 Millisekunden hinterherhinken würde. Darüber hinaus können aber aus dieser Beobachtung keine zwingenden Implikationen in Hinblick auf eine Theorie der freien Willensentscheidung erkannt werden. Die zwingende wissenschaftliche Schlussfolgerung dieser Beobachtung würde lediglich die Feststellung sein, dass die zeitliche Auflösung der Willensentscheidungen bei 200–500 Millisekunden läge. Gerade das in diesem Text entwickelte positive Verständnis menschlicher Freiheit als neurophysiologische Leistung und Errungenschaft höherer Lebewesen hätte mit einer solchen Beobachtung kein Problem. Sie würde nur dann zum Problem werden, wenn in einem dualistischen Ansatz postuliert würde, dass die Sphäre der Willensfreiheit ein wesentlich immaterielles Phänomen darstellt, welches dann sekundär auf die materielle Welt der Neurophysiologie einwirken würde.

Freie Willensentscheidungen sind bewusste Entscheidungen aus Gründen und Motiven. Sie haben kein neurophysiologisches Korrelat, sondern sie sind neurophysiologische Aktivität. Sie haben wie andere Bewusstseinsphänomene auch eine zeitliche Auflösung, die wahrscheinlich im Bereich einiger Hundert Millisekunden liegt.

9   Konklusionen und Reflexionen

Die nun folgenden Überlegungen gehören nicht zum Kernbereich der hier vorgetragenen Gedanken zu einem naturalisierten Freiheitsbegriff. Sie sind vielmehr als Schlussfolgerungen oder Reflexionen darüber zu verstehen, wie das oben entwickelte positive Verständnis von Freiheit in einen angemessenen Sinnzusammenhang gebracht werden kann mit alltäglichen Phänomenen, in denen Freiheit eine Rolle spielt, wie etwa in der Rechtsprechung oder meinem Handeln als Arzt, Neurowissenschaftler und Psychotherapeut.

9.1   Freiheit und Recht: Juristische Überlegungen zum Phänomen der Freiheit

An dieser Stelle sollen nur am Rande kurze Bemerkungen zu Freiheit, Verantwortung und zur Strafe von Fehlverhalten im Kontext des Rechtssystems formuliert werden. Im vorherigen Kapitel wurde betont, dass Willensfreiheit gemäß der hier vorgetragenen phänomenologisch-psychobiologischen Analyse als dimensionale Größe betrachtet wurde. Das bedeutet, dass sie je nach den psychobiologischen Fähigkeiten und Leistungen eines Lebewesens in unterschiedlichem Ausmaße vorhanden ist. So können zwei jeweils 10-, 18- oder 80-jährige Menschen je nach ihrem Entwicklungsstand und bestehenden Krankheiten durchaus in unterschiedlichem Ausmaße frei und damit auch selbstverantwortlich sein für ihr Handeln.

Aber auch innerhalb eines handelnden Subjekts können verschiedene Handlungen in unterschiedlichem Ausmaße den Kriterien der Willensfreiheit genügen. Entscheidungen, die lange abgewogen wurden, sind natürlich in einem anderen Ausmaße als frei und selbstbestimmt initiiert anzusehen, als Entscheidungen, die innerhalb kürzester Zeit fast schon reflexhaft zustande kamen. So ist ein lange geplantes und vorbereitetes Verbrechen in ganz anderem Ausmaße der freien Willensbildung und damit auch der Selbstverantwortung des handelnden Subjekts zuzuschreiben als das Überfahren einer Roten Ampel, wenn innerhalb von wenigen 100 Millisekunden entschieden werden muss, ob bei einer auf Gelb springenden Ampel gebremst oder Gas gegeben werden soll.

Welche Rolle spielt aber die in der Gesetzgebung verankerte Sanktionsdrohung (Strafe) für die Willensfreiheit? Strafandrohungen für bestimmte gesetzeswidrige Handlungen greifen nach der hier entwickelten Analyse direkt in den Entscheidungsprozess von Willenshandlungen ein, zumindest solange sie den handelnden Subjekten bekannt und bewusst sind. Denn solche gewussten und bewussten Strafandrohungen beeinflussen unmittelbar den Prozess der Zukunftsmodellierung in Hinblick auf mögliche Handlungsoptionen. Auch diese Proposition soll anhand eines Beispiels erläutert werden.

Wieder kann auf das alltägliche Beispiel der Frage »Kaffee, Tee oder Bier« zurückgegriffen werden. Auf einer Hochzeitsgesellschaft zu fortgeschrittener Stunde werden viele Befragte sich nicht lange Gedanken machen und je nach situativem Impuls die Frage beantworten. Es kann sein, dass entsprechend der eigenen Gewohnheiten gehandelt wird und die Frage fast schon automatisch beantwortet wird, ohne dass ein bewusster und differenzierter Abwägungsprozess (Zukunftsmodellierung) stattfindet.

In einer völlig analogen Situation, nun aber in einem gesellschaftlichen Kontext, bei dem Alkoholkonsum verpönt ist oder sanktioniert wird – oder etwa wenn noch Auto gefahren werden soll –, wird die gleiche Entscheidungssituation anders aussehen. Denn die gesellschaftliche Ächtung bzw. die gewusste Sanktionierung einer der Handlungsoptionen führt nun dazu, dass die Handlungsoptionen deutlich intensiver prozessiert werden. Insbesondere der Modellierungsprozess der Zukunft wird intensiver ausfallen, wobei eng verbunden damit wieder intensiver auf Erfahrungen und Erkenntnisse aus der Vergangenheit zurückgegriffen wird. Und auch der situative Optimierungsprozess wird ein anderer sein. So wird der Gefragte zunächst einmal schauen, was die anderen Gäste trinken. Wenn diese Alkohol trinken, es aber verboten ist, wird er sich fragen, wie hoch die Wahrscheinlichkeit ist, bei einer Regelwidrigkeit erwischt zu werden. Ferner wird er überlegen, welche konkreten Strafen drohen und inwiefern diese seine Zukunft betreffen werden usw.

Das Beispiel zeigt, dass Sanktionen oder eine Strafandrohung auch dazu führen, dass strafbewährtes Verhalten intensiver prozessiert wird und in einem höheren Ausmaße Bewusstseinsniveau (im Sinne eines in der Zukunft liegenden Konfliktmonitorings) erreicht. Aus der hier entwickelten Perspektive hat damit die Strafandrohung neben der Sanktionierung von Straftaten auch die Wirkung, dass Handlungen, die in den Bereich des Strafbaren fallen, intensiver und bewusster prozessiert werden. Die Wahrscheinlichkeit, dass entsprechende Handlungen damit in höherem Ausmaße den hier gewählten Freiheitskriterien entsprechen, steigt damit. Denn solche Handlungen werden zumindest dann, wenn die Strafandrohung bekannt ist, von den handelnden Subjekten intensiver abgewogen. Damit wird die Wahrscheinlichkeit einer impulsiven Handlung aus einem situativen Affekt oder Impuls heraus geringer.

> Gesellschaftliche Normen, Konventionen, Tabus und Gesetze bewirken – zumindest wenn sie gewusst und verstanden werden –, dass von ihnen sanktionierte Handlungen intensiver mental prozessiert werden und insofern nach den hier entwickelten Kriterien freier sind.

Dies ist natürlich immer schon auch ein klar intendierter Effekt von Gesetzgebung mit Strafandrohung gewesen. Eine ähnliche Funktion diesseits der legislativen Gesetzgebung haben nicht legislativ, sondern diskursiv festgelegte gesellschaftliche Normen, Moralvorstellungen und Tabus. Diese Erkenntnis ist zwar nicht neu, allerdings wurde dieser Aspekt sicher bislang weniger im Kontext einer Diskussion über die

Freiheit von Willensentscheidungen als Faktum erwogen, welches das Ausmaß der Freiheit von Entscheidungen fördert. Nach dem hier entwickelten Verständnis von Freiheit fördern gesellschaftliche Normen und Tabus, Moralvorstellungen und Gesetze – sofern sie bekannt sind – entgegen der spontanen Intuition, dass sie »unfrei« machen, tatsächlich Freiheit graduell insofern, als dass sie bei der Prozessierung von Entscheidungen in Hinblick auf »verbotenes« Verhalten mit Wahrscheinlichkeit einen höheren Bewusstseinsgrad induzieren. Denn es wird durch die gekannten Gesetze ein mentaler Konfliktmonitoring-Prozess angestoßen, weil das fragliche Verhalten eben mit zukünftigen Sanktionen verknüpft ist, die vor der Verhaltensinitiierung abgewogen werden müssen. Die Wahrscheinlichkeit, dass entsprechendes Verhalten »zufällig« und unabgewogen in Gang gesetzt wird, wird geringer.

9.2 Neuropsychiatrische Reflexionen zum Phänomen Freiheit

»Gnōthi seautón«
(Inschrift am Apollotempel von Delphi)

Im Folgenden sollen Gedanken festgehalten werden, die sich auf die Freiheit im Wahrnehmen, Erleben und Verhalten von Menschen beziehen. Sie fußen dabei ganz wesentlich auf meinen klinischen Beobachtungen und Erfahrungen als Arzt, Neurowissenschaftler, Psychiater und Psychotherapeut. Sie beziehen sich auf den Freiheitsbegriff in seiner umfassendsten Bedeutung, wie sie z. B. in Ansätzen in ▶ Kapitel 8.3 und ▶ Abbildung 5 thematisiert wurde. Ähnlich wie die Überlegungen zu Freiheit und Recht betrachte ich die hier formulierten Gedanken noch als vorläufig und unvollständig. Sie entfernen sich im Inhalt ein wenig von der Kernthematik dieses Buches, nämlich der Willensfreiheit als analytisches Konstrukt, berühren aber einen Aspekt freien Verhaltens, der den meisten Menschen viel wichtiger ist als die analytische Klärung philosophischer

Begrifflichkeiten: nämlich ihrem eigenen Erleben ihrer Person als frei in Wahrnehmung, Denken und Handeln.

Freiheit wurde hier als ein Begriff analysiert und entwickelt, der eine mentale Komplexleistung repräsentiert und eine bestimmte Qualität behavioraler Sequenzen nach operationalisierten Kriterien feststellt und quantifiziert. Bewusstsein spielt dabei insofern eine besondere Rolle, als dass es als ein notwendiges Kriterium für die Qualifizierung einer Entscheidung als frei vorhanden sein muss. Nun hat aber bereits Freud überzeugend herausgearbeitet, dass nicht alle Aspekte unseres mentalen Funktionierens (der einfachen perzeptiven Wahrnehmung, der komplexen situativen Wahrnehmung, des emotionalen Erlebens, des aus diesen Quellen entspringenden situativen Denkens und Handelns) vollumfänglich bewusst sind, sondern dass Bewusstseinsinhalte vor allem dann, wenn sie als zu konflikthaft, bedrohlich oder schmerzhaft qualifiziert werden, verdrängt werden können. Abgesehen von diesem verdrängten Unterbewussten gibt es darüber hinaus vorbewusste Informationsverarbeitung, die automatisiert und präanalytisch stattfindet und in diesem Sinne nicht verdrängt wurde, sondern überhaupt erst gar nicht Bewusstseinsniveau erreicht hat. In ▶ Kapitel 8.3 wurde erläutert, dass die Anerkennung der Bedeutung solcher nicht-bewusster Informationsverarbeitungsprozesse das hier entwickelte Freiheitskonzept nicht in Frage stellt. ▶ Abbildung 5 illustriert, dass der Bereich des Nicht-Bewussten – als Vor- und Unterbewusstes – unser ganzes mentales Sein durchwirkt.

So können etwa einfache perzeptuelle Wahrnehmungen ganz fundamentalen Täuschungen unterliegen.[10] Es ist bekannt, dass komplexe situative Wahrnehmungen weitreichend durch Erwartungen oder Fehlinformation manipuliert werden können.[11] Und auch die emotionale Informationsverarbeitung, die eng in die einfache perzeptive und kom-

---

10 Diesbezüglich sei etwa auf die hervorragende Internetseite von Michael Bach verwiesen (http://www.michaelbach.de/ot/index.html, Zugriff am 23.02.2015).

11 Siehe etwa den Rosenthal-Effekt (http://de.wikipedia.org/wiki/Rosenthal-Effekt, Zugriff am 23.02.2015) oder den Pygmalion-Effekt (http://de.wikipedia.org/wiki/Pygmalion-Effekt, Zugriff am 23.02.2015).

plexe situative Wahrnehmung eingebettet ist, ist dem bewussten analytischen Denken nicht immer zugänglich. Schlussendlich resultiert das beobachtbare Handeln mehr oder weniger unmittelbar aus der denkenden (motivationalen, erkenntnisgeleiteten und zukunftsmodellierenden, prospektiven) Verarbeitung der einfachen perzeptiven, komplexen situativen und emotionalen Wahrnehmungen. Insofern, als dass sich das bewusst und begründet (und damit frei) entschiedene Handeln zumindest teilweise auf nicht-bewusste perzeptive, situative und emotionale Informationsverarbeitungsergebnisse stützt, kommen natürlich auch beim freien Handeln Beweggründe zum Tragen, die nicht bewusst oder aber falsch im Sinne einer Fehleinschätzung oder Täuschung sind.

Aus klinischer Perspektive kann nun die Frage gestellt werden, ob es Kriterien gibt, anhand derer das eigene mentale Funktionieren oder das anderer Menschen oder Lebewesen als unfrei oder zumindest in seiner Freiheit eingeschränkt erkannt werden kann. Dies ist nach meinem klinischen und introspektiven Eindruck in der Tat der Fall. Demnach sind die Einengung im Wahrnehmen, Denken und Fühlen sowie die Stereotypie im Erleben und verbalen und motorischen Handeln Phänomene, die auf eingeschränkte Freiheit in diesen Bereichen aufmerksam machen können. Dies soll im Folgenden erläutert werden.

9.2.1 Die empirischen Stigmata der Unfreiheit

Als Arzt und Therapeut bin ich immer wieder mit Konstellationen konfrontiert, in denen ich das Denken und Erleben anderer Menschen als extrem unfrei erlebe. Die folgenden ebenso alltäglichen wie fiktiven Beispiele sollen erläutern, was ich damit meine.

1. Ein Patient leidet unter dem unbändigen Bedürfnis, sich immer wieder die Hände zu waschen. Der Gedanke, dass er nur so eine AIDS-Erkrankung verhindern kann, geht ihm einfach nicht aus dem Sinn. Er sieht ein, dass diese Befürchtung übertrieben ist, kann sich aber einfach nicht von ihr lösen. Erst wenn er wieder einmal die Hände nach einem strengen Ritual gereinigt hat, hat er für einige Zeit Ruhe und Erleichterung. Aber die kleinste Berührung verunreinigter Gegenstän-

de oder sogar das Denken daran, kann die Spirale aus sich wiederholenden Ängsten und Befürchtungen und entsprechenden Handlungen wieder in Gang setzen. Der Mann durchlebt und durchleidet eine klassische Phase einer Zwangsstörung.

2. Eine Frau ist davon überzeugt, dass ihr Freund in rechtswidrige Finanzgeschäfte verwickelt ist. Sie macht sich zunehmend Sorgen, kauft sich unzählige Finanzzeitschriften, informiert sich exzessiv über zweifelhafte Geschäftspraktiken der internationalen Finanzszene und nimmt jeden Skandalbericht als eine Bestätigung ihrer Befürchtungen. Sie beginnt die Unterlagen ihres Freundes zu durchsuchen, stellt ihm heimlich nach und kontrolliert seine Handygespräche. Internationale Gespräche nach London nimmt sie als Beweis dafür, dass krumme Dinge laufen, Gespräche nach Berlin als Indiz für Verwicklungen mit kriminellen Gruppierungen. Später bekommt sie ein schlechtes Gewissen, macht sich Vorwürfe und glaubt, sie würde nun selber abgehört und verfolgt von Banker- und Banditenkreisen. Ihr Telefon werde abgehört, der Computer sei infiziert, es seien Wanzen in der Wohnung versteckt. Die Frau durchlebt und durchleidet eine klassische paranoide Phase.

3. Ein Geschäftsmann Mitte 40 hat mit seiner Familie ein Haus gebaut. Dabei gab es viele Pannen, er hat sich finanziell überhoben, die Situation in Partnerschaft und Familie ist angespannt. Er ist zunehmend gereizt und dünnhäutig. In diese Situation hinein entwickelt sich ein Nachbarschaftskonflikt mit den Mietern in der Einliegerwohnung. Der Streit geht um die Abrechnung der Nebenkosten und die Art und Weise der Geldüberweisung. Nach einigen Monaten der Konflikteskalation ist der Streit das fast alleinige Gesprächsthema in der Familie, aber auch bei der Arbeit geworden. Pausengespräche, Gespräche bei Tisch, mit Freunden, die Wochenenden drehen sich fast ausschließlich um den Konflikt und die damit verbundenen Angelegenheiten wie Rechtsanwalt- und Gerichtstermine, das Verfassen von Schreiben, das Sammeln von Evidenz für Fehlverhalten usw. Der Mann und seine Familie durchleben und durchleiden einen klassischen Nachbarschaftskonflikt.

4. Zwei Jahre später hält die Ehefrau des Mannes es nicht mehr aus. Die ständigen Streitereien mit den Nachbarn hatten sich auf ihre Beziehung übertragen. Auch sie reagiert zunehmend gereizt, dünnhäutig und vorwurfsvoll. Sie sehnt sich nach mehr Harmonie und Gelassenheit und lässt sich auf eine neue Beziehung ein. Schließlich kommt es zur Trennung und Scheidung. Im Rahmen der Scheidungsauseinandersetzungen eskalieren Ton und Inhalt der Auseinandersetzung zunehmend. Die Kinder werden in den Konflikt mit hineingezogen. Es kommt zum Streit um das Sorgerecht. Die Frau ist mit den Nerven am Ende, klagt nur noch über ihren ehemaligen Partner, sieht in ihm den größten Schuft und Betrüger. Fast jedes Gespräch kommt früher oder später auf das Thema und endet in stereotypen Klagen über die Abscheulichkeiten ihres ehemaligen Geliebten.

Die Beispiele sind auf den ersten Blick sehr unterschiedlich. Die ersten beiden Beispiele schildern Konstellationen, in denen eine psychiatrisch-medizinische Diagnose im engeren Sinne möglich wäre (Zwangsstörung, paranoide Psychose oder Schizophrenie). Die beiden letzten Beispiele repräsentieren häufige Lebenswirklichkeiten vieler Menschen überall auf der Welt. Auch sie könnte man eventuell mit psychiatrischen Diagnosen klassifizieren (akute Belastungsreaktion, Anpassungsstörung), ohne dass damit viel gewonnen wäre. Denn sehr viele Menschen werden früher oder später mit solchen Lebenssituationen konfrontiert. Inwieweit können in solchen behavioralen Sequenzen oder Lebenskonstellationen Stigmata der Unfreiheit identifiziert werden?

Ich meine, dass dies in der Tat möglich ist. Denn wenn man sich mit Menschen in solchen Lebenssituationen unterhält, fällt immer wieder die hochgradige Stereotypie im Wahrnehmen, Fühlen, Erleben, Denken und Handeln dieser Menschen auf. So wie im Streitgespräch bei chronischen Konflikten immer wieder dasselbe wiederholt wird – nicht selten bis aufs Wort mit einer sehr ähnlichen Mimik, Gestik und Stimmmelodie –, so wird in den verschiedenen Lebenssituationen immer wieder dasselbe oder Ähnliches wahrgenommen. Die verschiedenen Lebenssituationen werden hochgradig stereotyp bewertet, es wird ähnlich gedacht und gehandelt. Die Stereotypie kann also nach meinem Eindruck zumindest bedingt als Hinweis auf Unfreiheit im mentalen Funktionieren von Lebewesen

137

identifiziert werden. Das muss nicht heißen, dass jedes sich wiederholende Wahrnehmen, Fühlen, Denken, Bewerten und Handeln unfrei ist, aber die Stereotypie könnte doch möglicherweise ein Hinweis auf Unfreiheit im hier entwickelten Sinne des Wortes verstanden werden (die Freiheit als psychobiologische Komplexleistung ist reduziert). Das soll weiter erläutert werden.

Die Einengung der Wahrnehmung

Der Patient mit der Zwangsstörung weist eine deutliche Einengung der Wahrnehmung auf. Er erlebt seine Umwelt bereits auf perzeptiver Ebene anders als die meisten anderen Menschen insofern, als dass er überall mögliche Schmutz- und Infektionsherde sieht. Diese Einengung im Wahrnehmen ergibt sich natürlich aus seinen Ängsten, die bereits auf die frühesten Stationen der sensorischen zerebralen Informationsverarbeitung zurückwirken. Dies kann auch neuroanatomisch nachvollzogen werden. So ist z. B. die Amygdala, eine für die emotionale Informationsverarbeitung wichtige Hirnstruktur, mit den frühesten Ebenen der visuellen Informationsverarbeitung im Okzipitalhirn eng verknüpft. Entscheidend für die Analyse hier ist die Feststellung, dass für die betroffene Person bereits die Wahrnehmung ihrer Umwelt durch die psychische Einengung beeinträchtigt ist. Sie wird durch den Filter der eigenen Angst verzerrt. Im Selbsterleben ist dies meistens jedoch nicht bewusst, sondern die schmutzige Welt wird als perzeptives Faktum mit ähnlicher Gewissheit bewusst erlebt wie die Tasse auf dem Tisch.

Ganz ähnlich ist die Wahrnehmung der Patientin mit der wahnhaften Störung eingeengt. Der Absturz des Computers wird als sicheres Anzeichen einer Infektion mit Trojanern wahrgenommen, das Knistern in der Telefonleitung ist Beweis für die Abhöranlage und das unerklärliche Geräusch aus der Nachbarwohnung belegt den Einbau von Wanzen. Solche Wahnwahrnehmungen werden von Betroffenen nicht mehr als schlussfolgerndes Denken erlebt, sondern als unmittelbar evident. Die subjektive Gewissheit dieser Wahrnehmung ist unerschütterlich ähnlich dem Selbsterleben beim Sehen einer Teetasse auf dem Tisch. Für Außenstehende ist die Bewertung als eingeengtes, unfreies Wahrnehmen

138

leichter als bei Zwangssymptomen, weil die unangemessenen Schlüsse offener zu Tage treten und Menschen mit Zwangssymptomen meist eine größere innere Distanz zu ihren verzerrten Wahrnehmungen haben. Aber jeder Kliniker weiß, dass die Übergänge fließend sein können. In beiden Fällen ist die Wahrnehmung eingeengt und die Art und Weise der Einengung des Wahrnehmens ist bei den Betroffenen immer die gleiche. Die Wahrnehmung ist stereotyp immer in die gleiche Richtung verzerrt. Die Stereotypie ist das Stigma der Unfreiheit.

Der im Nachbarschaftskonflikt verwickelte Geschäftsmann weist ebenfalls eine stereotyp verzerrte Wahrnehmung auf. Seine Frau und Familie, aber auch Freunde und Kollegen werden ein Lied davon singen können. Immer wieder bekommen sie die gleichen Geschichten zu hören, welche Unverschämtheit der Bösewicht sich wieder geleistet hat. Und gleiches gilt für seine entnervte Frau einige Jahre später im Rosenkrieg. Chronifizierte Konflikte atmen den Geist der Unfreiheit. Die Wahrnehmung des Verhaltens des Konfliktgegners wird stereotyp immer in eine moralisch ungute Richtung verzerrt.

Dies gilt im Übrigen nach meinem Eindruck für den Nachbarschaftskonflikt zwischen einzelnen Menschen genauso wie für Konflikte zwischen Staaten oder Gesellschaften. Mit zunehmender Eskalation des Konflikts wird dabei im Kleinen wie im Großen die Wahrnehmung des oder der anderen immer stereotyper und einheitlicher. Nach einer gewissen Konfliktdauer und -chronifizierung kann man z. B. als Arzt oder Therapeut mit hoher Wahrscheinlichkeit voraussagen, wie ein Patient eine bestimmte Situation wahrnehmen und beschreiben wird. Ganz ähnliches gilt für die Großkonflikte, wo die Wahrnehmungen der jeweiligen Gesellschaften meist von den dominierenden Medien in typisch verzerrter Art und Weise zum Ausdruck gebracht werden. Hält man als Beobachter medialer Deutungstendenzen einen inneren Abstand von der moralischen Wucht, mit der oft zuverlässig voraussagbare Wahrnehmungs- und Deutungsmuster in solchen Konflikten vorgetragen und verteidigt werden, so wird man sich nicht selten wundern über oder auch fürchten vor der Wirkmächtigkeit dieser Psychodynamik der Angst und des Konflikts, die nicht selten im Krieg endet. Diesbezüglich sei auf die exzellente Analyse solcher gesellschaftlicher Dynamiken im Hinblick auf den archetypischen Krieg des Abendlandes, den Trojanischen Krieg, von Christa Wolf hingewiesen (Wolf 2008).

Doch zurück zu unserem Beispiel: Typischerweise würde unser Geschäftsmann den Versuch, rein perzeptive Wahrnehmung von interpretativer Deutung zu trennen, heftig abwehren. Dies illustriert seine emotionale Involviertheit in das Konfliktgeschehen.

Für den Beobachter ist es das Stereotype, das situationsübergreifend Gleiche und Ähnliche, welches als Stigma der Unfreiheit verstanden werden kann. Denn alles Denken, Bewerten, Urteilen, Planen und Handeln fußt auf der Wahrnehmung. Wenn diese als vergleichsweise einfacher strukturierte psychobiologische Leistung aber schon systematisch verzerrt ist, muss sich dies in systematischer Art und Weise auf alle darauf aufbauenden psychobiologischen Leistungen auswirken. Aus der klinischen Perspektive betrachtet erscheinen mir dabei die Unterschiede zwischen den verschiedenen Formen unfreier Wahrnehmung, ob sie nun im Kontext psychischer Störungen oder psychoreaktiver Stressreaktionen auftreten, gar nicht so dramatisch. In den Extremen können sie allerdings im Einzelfall schon gewaltig sein. Viel häufiger finden sich aber Übergangsformen, bei denen es auch dem erfahrenen Kliniker immer wieder schwer fallen wird, klare Grenzen zu ziehen.

Die Einengung im Affekt

In ganz analoger Art und Weise können in den vier genannten Beispielen für den Beobachter auch deutliche Einengungen der Emotionalität und des Affekts analysiert werden. Die Wahrnehmung der unsauberen Türklinke verursacht bei unserem zwanghaften Menschen eine starke Angst vor Verschmutzung und – der Kette seiner Angstassoziationen folgend – schließlich die Angst vor AIDS und vor dem Tod. Auch die paranoide Frau hat Angst: Angst um ihren Mann, ihre Liebe, vor Verfolgung und Entwertung, oft auch eine geheime Angst davor, nicht ernst genommen oder verrückt zu werden. Unser Geschäftsmann hat Angst vor seinem Nachbarn, vielleicht Angst, das Haus zu verlieren, Pleite zu gehen, sein Gesicht zu verlieren, wenn er nachgibt, vielleicht auch eine ahnungsvolle Angst, seine Frau und Familie zu verlieren. Sicher sind Wut,

Frustration, Scham und Aggression auch dominante Affekte, aber sie erwachsen aus der Angst und bilden ohnehin eine im Alltag schwer zu trennende affektive Melange. Und schlussendlich hat auch seine Frau Angst: vor der Aggression der Nachbarn und ihres Mannes, um die Kinder, um ihre Zukunft, um ihre Existenz.

Der Begriff Angst ist sicher nicht ausreichend, um die Vielzahl der affektiven Nuancen der Gefühle der verschiedenen Menschen hinreichend zu beschreiben. Aber die Analyse, dass die Bandbreite affektiven Erlebens bei all diesen Menschen aus unterschiedlichen Gründen zum ängstlichen Pol hin verschoben und eingeengt ist, halte ich für überzeugend.

Es ist dabei interessant festzustellen, dass Emotionen eine weitgehende strukturelle Ähnlichkeit zu rein perzeptiven Wahrnehmungen aufweisen. Denn wie Wahrnehmungen sind sie spontan auf eine Situation bezogen und werden von den Subjekten meist als objektiv erlebt. Kaum ein Mensch bewertet seine eigenen Gefühle als möglicherweise verzerrte Bewertung eines komplexen perzeptiven Inputs – zumindest nicht spontan in der Situation. Der Beobachter und Therapeut kann die Affekte und Emotionen oft gut voraussagen, denn sie sind stereotyp und in den unterschiedlichsten Situationen sehr ähnlich strukturiert.

Wieder erweisen sich Einengung und Stereotypie als Stigmata der Unfreiheit. Emotionen und Affekte entwickeln sich aus perzeptiven Wahrnehmungen und sind Grundlage komplexerer mentaler Operationen wie Abwägen, Urteilen, Planen und Handeln. Entsprechende Stereotypien und Einengungen beeinflussen daher notwendig darauf aufbauende komplexere mentale Leistungen.

Die Einengung der Interessen

Ganz analog ergibt sich in allen vier unterschiedlichen Konstellationen im Laufe der Zeit meist eine von außen gut erkennbare Einengung der Interessen. Dies ist nur natürlich, da Angst in der internen Informationsverarbeitung Bedeutung signalisiert und sich die mentalen Ressourcen damit regelhaft auf den Gegenstand der Angst fokussieren. Der Mann mit der Zwangsstörung beschäftigt sich mehr und mehr mit seinen angstbesetzten Zwängen, bis diese schlussendlich oft den ganzen Tag ausfüllen können. Analog verhält es sich bei Menschen mit wahnhaften Symptomen. Der Gegenstand der wahnhaft besetzten Angst wird immer dominanter und raumgreifender, bis zum Schluss oft kaum noch andere Themen mental prozessiert werden. Aber auch bei den eher normalpsychologischen oder alltäglichen Varianten wie bei unserem Geschäftsmann mit Nachbarschaftskonflikt oder der Frau im Rosenkrieg engen die tagtäglichen Themen des Denkens zunehmend ein und die Beschäftigung mit dem angstbesetzten Thema nimmt immer größere Anteile des Tages ein.

Die Einengung im Wollen

Als Folge der eingeengten Interessen nimmt auch die intentionale Vielfalt der betroffenen Menschen ab. Das Wollen und die täglichen Denk- und Verhaltensziele sind immer häufiger bezogen auf die angstbesetzten Themen. Es entwickelt sich meist ein Rückzug von den üblichen sozialen Aktivitäten und damit von den in besseren Zeiten deutlich vielfältigeren intentionalen Zielen. Sport, Feierlichkeiten, ins Kino gehen, Lesen, Musik, berufliche Ziele, neue Beziehungen, Reisen und andere Freizeitaktivitäten werden mehr und mehr aufgegeben zugunsten von meist mehr oder weniger kleinen Verhaltenszielen, die in einem mehr oder weniger engen Zusammenhang mit dem Gegenstand des angstbesetzten Themas stehen. Die Wohnung muss noch sauberer sein. Der Computer muss beseitigt werden. Der Nachbar muss bekämpft werden. Der Exmann muss beobachtet werden, ob er nicht doch mehr Geld verdient, als er für den Unterhalt angegeben hat. Verbunden mit der Einengung im Wahrnehmen, Fühlen und in der Interessenlage wird auch das Wollen zunehmend stereotyper und berechenbarer.

Die Stereotypie im Verhalten

Da die hier aufgelisteten mentalen Leistungen Wahrnehmung, Affekt, Interessen und Wollen aufeinander aufbauen und mentale Leistungen zunehmender Komplexität mit jeweiligem Rückbezug auf die zugrunde liegenden einfacher strukturierten psychobiologischen Leistungen darstellen, ist es eine natürliche Konsequenz einer solchen Entwicklung, dass auch das resultierende Verhalten betroffener Menschen in wachsendem Ausmaße stereotyp und berechenbarer wird.

> Das immer Gleiche, die Stereotypie im Wahrnehmen, Fühlen, Denken und Handeln kann als phänomenologisches Stigma der Unfreiheit betrachtet werden.

Zusammenfassend kann festgestellt werden, dass die verschiedenen Komplexitätsstufen mentalen Funktionierens, die mit Begriffen der Alltagssprache wie Wahrnehmung, Emotion, Interessen, Intentionalität und Verhalten beschrieben werden, allesamt psychobiologische Komplexleistungen darstellen, die wechselseitig miteinander verwoben sind und in vielfältiger Art und Weise miteinander interagieren. Sicher ist die rein perzeptive Wahrnehmung wie etwas das Sehen einfacher Gegenstände oder das Hören einfacher Töne neurobiologisch weniger komplex organisiert als z. B. die emotionale Bewertung der Wahrnehmung einer Situation, in der etwa auch Erinnerungen an ähnliche frühere Situationen eine Rolle spielen. Gleichzeitig wirkt auch die emotionale Informationsverarbeitung bis auf die frühesten Stufen der perzeptiven Wahrnehmung zurück. Das heißt, dass zwar die komplexeren Informationsverarbeitungsprozesse wie die emotionale Bewertung einer Situation, die Herausbildung von Wollen, Intentionalität und Interessen, die Generierung von Verhaltenszielen und das Umsetzen von motorischem und verbalem Verhalten auf einfacheren Informationsverarbeitungsschritten aufbauen (wie etwa das Hören von Wörtern), dennoch ist das Beziehungsgefüge wechselseitig und die komplexeren Bewertungsschritte wirken jeweils auch wieder auf einfacher organisierte Informationsverarbeitungsschritte zurück.

Da der hier entwickelte Begriff von Freiheit genau die Art und Weise dieses komplexen Zusammenspiels der psychobiologischen Informationsverarbeitung qualifiziert (es handelt sich um eine qualitative Beschreibung einer psychobiologischen Komplexleistung), kann er auch auf vielfältige Weisen auf den genannten verschiedenen Ebenen beeinträchtigt sein. In diesem Abschnitt geht es dabei nicht darum, wie genau neurobiologisch die verschiedenen Beeinträchtigungen der freieren Informationsverarbeitung organisiert sind (etwa bei Zwangsstörungen, Wahnerkrankungen oder in psychoreaktiven Stresssituationen), sondern wie im Alltag Hinweise dafür identifiziert werden können, dass das eigene mentale Funktionieren oder das anderer Menschen oder Lebewesen im unfreien Sinne beeinträchtigt sein könnte. Die mentale Einengung in Form von stereotypem, situationsunabhängig ähnlichem Wahrnehmen, Fühlen, Denken, Wollen und Handeln (insbesondere das Sprechen und Reden) – die Stereotypie – kann dabei nach meiner Analyse als Stigma der Unfreiheit identifiziert werden.

9.2.2 Psychopharmakologie und Freiheit

Der Freiheitsbegriff wurde in diesem Buch positiv entwickelt als qualitative Eigenschaft, die die psychobiologische Organisation bestimmter behavioraler Sequenzen beschreibt. Damit ist Freiheit ontologisch betrachtet ein körperliches Phänomen, welches in die komplexe Körperlichkeit freier Lebewesen eingebunden ist und aus ihr hervorgeht. Diese körperlichen Prozesse sind nun u. a. aus anatomischer, physiologischer und pharmakologischer Perspektive erforschbar und beschreibbar. Auf die Details der funktionellen Neuroanatomie, Neurophysiologie und Psychopharmakologie soll hier nicht eingegangen werden. Die Halbwertzeit entsprechender Erkenntnisse unterschreitet die der hier vorgetragenen grundsätzlicheren Gedanken ohnehin um ein Vielfaches. Es soll aber explizit darauf hingewiesen werden, dass es – diesem Gedankengang folgend – natürlich so etwas wie eine Psychopharmakologie der Freiheit gibt. Was soll damit gemeint sein und wie kann dies an konkreten Alltagserscheinungen erläutert werden? Dieser Thematik widmet sich dieses kurze Kapitel.

> Eine 42-jährige Verwaltungsangestellte und Mutter von zwei Kindern entwickelt nach einer Magenoperation ein Vitamin-B12-Mangel-Syndrom, welches lange Zeit unerkannt bleibt. Erst die Diagnose eines depressiven Syndroms durch einen Arzt führt dazu, dass eine ebenfalls

bestehende Anämie und die Depression als wahrscheinliche Folgen des Vitaminmangels erkannt werden. Im depressiven Zustand hatte die Frau ausgeprägte Schuldkomplexe entwickelt. Sie hielt sich für eine schlechte Mutter, meinte, sie sei schuldig, weil sie voll arbeiten würde, wurde zusehends klagsam, freudlos, antriebsgemindert, zog sich mehr und mehr zurück und musste schließlich über Monate krankgeschrieben werden. Durch Substitution der fehlenden Vitamine bildeten sich die Anämie und die Depression im Verlauf einiger Monate zurück.

Ein 22-jähriger Medizinstudent entwickelte eine Depression, nachdem er durch das Physikum gefallen war. Er war immer ein exzellenter Schüler und Student gewesen und hatte in den Jahren vor dem Physikum wie im Rausch gearbeitet. Er war zahlreiche auch sexuelle Beziehungen eingegangen, hatte vermehrt Geld ausgegeben, neben dem Studium in einem Fitnessstudio gearbeitet und zudem Extremsport betrieben. Vor dem Examen hatten sich zusehends Schlafstörungen entwickelt, er war immer agitierter und euphorischer geworden, hatte schneller und schneller gesprochen, war zunehmend reizbar und desorganisiert geworden. Nach dem vermasselten Examen war er dann in eine tiefe Depression gefallen. Eine vom Arzt eingeleitete Behandlung mit Diazepam, einem Benzodiazepin, hatte gut geholfen, aber rasch zu einem Wirkverlust und einer Abhängigkeit geführt. Wegen seiner Hilflosigkeit zog er wieder zu seinen Eltern, die sich sehr um ihn kümmerten und sorgten. Die ebenfalls eingeleitete Psychotherapie konnte ihm von seinem Grübeln und Minderwertigkeitskomplexen zunächst nicht befreien. Er machte sich Vorwürfe, ein Versager zu sein, und konnte nicht mehr glauben, dass es jemals besser werden würde. Nachdem er unabgesprochen abrupt das Diazepam abgesetzt hatte, kam es zu einer weiteren akuten Zustandsverschlechterung. In einem Akt der Verzweiflung beging er Suizid, indem er aus einem Fenster sprang.

Ein Berufsgeiger Mitte 30 hatte seit seinem 26. Lebensjahr wiederholt in stressigen Lebenssituationen akustische Halluzinationen entwickelt. Über Tage entwickelte sich jeweils eine Symptomatik, bei der er die Stimmen verschiedener Menschen hörte, die er allesamt nicht kannte. Es handelte sich um Männer- und Frauenstimmen, die etwa mit

Zimmerlautstärke über ihn sprachen und kommentierten, was er gerade tat, oder auch zu ihm sprachen und ihm Befehle gaben. In den ersten beiden Episoden sprachen die Stimmen, vor allem die Frauenstimmen, noch vergleichsweise freundlich und sagten Sätze wie:»Nun, setz dich mal hin, ruhe dich aus und entspanne dich«, »Geh nicht zur Tür, der Postbote will nur eine Rechnung bringen!«,»Das gemeldete Gewitter ist deshalb gekommen, damit du zu Hause bleibst, draußen würdest du einen Unfall haben!«. Die Episoden bildeten sich meist komplett zurück, aber die Stimmen wurden in den folgenden Episoden immer unfreundlicher, lauter, gemeiner und beschimpfend. Während der fünften Episode waren die Stimmen so furchtbar und bedrängend, dass die Suizidgefahr immer größer wurde. In ihrer Hilflosigkeit verordneten die Ärzte extrem hohe Dosen verschiedener Neuroleptika. Bei Verlegung in eine neue Klinik erschien er dort wie ein Mensch mit schwerstem Parkinson-Syndrom, die Gesichtsmimik war fast völlig aufgehoben, die Bewegungen waren roboterhaft, die Stimme monoton, die Sprache aspontan und verarmt, er erlebte eine völlige innere Denkleere, ans Geige Spielen war nicht zu denken. Nach Absetzen fast aller alten Medikamente und Neubeginn mit einem anderen Mittel war er sechs Wochen später wieder ganz der Alte, konnte Geige spielen, Konzerte geben, sich frei und flüssig bewegen und denken. Mimik, Gestik, Stimmmelodie und Sprache waren lebhaft und unauffällig. Die akustischen Halluzinationen waren fast vollständig verschwunden.

Eine Architektin Mitte 40 hatte innerhalb kurzer Zeit, vielleicht ein bis zwei Wochen, eine klassische Depression entwickelt. Sie konnte nicht mehr richtig schlafen, war die ganze Zeit müde, nichts ging von der Hand, der Antrieb war schlecht, sie musste sich zu jeder kleinen Handlung durchringen. Das Leben machte ihr keine Freude mehr, sie hatte die Lust am Ausgehen, Essen und der Sexualität verloren und zog sich zunehmend zurück. Im Rahmen von verschiedenen Psychotherapien hatte sie sich intensiv mit ihren Prägungen, Ängsten, Sorgen, Nöten und verschiedenen Erfahrungen des Scheiterns in ihrem Leben auseinandergesetzt, ohne dass sich eine Besserung ihres Zustands eingestellt hatte. Dabei waren ihren sozialen Unterstützungsstrukturen gut: Sie hatte zwei fast erwachsene, weitgehend selbstständige Kinder, einen Ehemann, der sie unterstützte und zu ihr stand, und keine relevanten finanziellen Sorgen. Im Rahmen von drei stationären Aufenthalten in psychosomatischen und psychiatrisch-psychothera- peutischen Kliniken waren weitere Psychotherapien, aber auch viele verschiedene Antidepressiva versucht worden, ohne durchgreifenden Erfolg. Bei Aufnahme in die vierte Klinik war sie seit eineinhalb Jahren krankgeschrieben. Dort wurden Schilddrüsenautoantikörper im Blut gefunden. Die weiteren Untersuchungen des Gehirns mit bildgebenden und EEG-Untersuchungen sowie Analysen des Gehirnwassers blieben aber unauffällig. Schließlich wurde eine Kortisonbehandlung unter- nommen, weil die Antikörper möglicherweise auf ein immunologisch bedingtes Hirnleiden hinwiesen. Es kam zu einer raschen Besserung aller Symptome und einer fast vollständigen Heilung der Depression innerhalb von sechs bis acht Wochen, so dass die Frau nach zweieinhalb Monaten ihre Arbeit wieder aufnehmen konnte.

Was illustrieren diese Geschichten? Wenn Freiheit als Attribut von bestimmten Verhaltenssequenzen betrachtet wird und diese – als psycho- biologische Komplexleistungen – Leistungen des Körpers von Personen sind, dann sind diese Leistungen natürlich in die Stofflichkeit und Physiologie der biologischen Welt der Lebewesen eingebunden. Und so illustriert Beispiel 1, dass etwa ein Vitaminmangelsyndrom, welches sich nach Magenoperationen oder chronischen Magenentzündungen entwi- ckeln kann, klassische Kausalursache einer Depression sein kann. Meist erleben Menschen ihre Depressionen aus der Innenperspektive aber anders, nämlich als stressverursacht. Nicht selten werden Konflikte oder Probleme – der Streit mit der Freundin, die Spannungen am Arbeitsplatz, die Unzufriedenheit mit der Studienwahl, das Mobbing in der Clique, die unglückliche Liebesbeziehung – im Selbsterleben als Grund solcher Depressionen oder anderer psychischer Störungen angesehen, selbst dann, wenn klare biologische Auslöser wie in Beispiel 1 erkennbar sind. Dies ist auch nachvollziehbar, weil der menschliche Geist als »Bedeu- tungsmaschine« betrachtet werden kann. Der Drang nach Erkenntnis, nach Verknüpfung von Erfahrungen zu Sinnzusammenhängen, nach empirischer Komplexitätsreduktion, kann geradezu als Grundverfasstheit des Lebens und vor allem des menschlichen Geists verstanden werden (vgl. dazu Tebartz van Elst 2003, § 1.6 und § 2). Aber Erkenntnisse und Schlussfolgerungen können falsch sein, und sind dies meiner Meinung nach auch sehr häufig, was – wie in ▶ Kapitel 8.3 gezeigt – nicht Freiheit im hier definierten Sinne in Frage stellt. Der Mensch (das Lebewesen) und sein Gehirn sind bei der Schaffung von Bedeutung und Erkenntnis zunächst immer auf die Außenwelt gerichtet – und nicht auf die Biologie des Gehirns. Deshalb ist es auch so schwer, sich selbst zu erkennen, zu sehen, dass zustandshafte Änderungen des eigenen Funktionierens wohl meistens, aber eben nicht immer mit problematischen Sinnzusammenhängen der Erlebenswelt verknüpft sind, sondern auch durch stofflich-biologische Änderungen des Organs Gehirn verursacht sein können. Und dies ist der Ort, an dem sich die stoffliche Welt, die Pharmakologie und das Phänomen Freiheit begegnen.

Der 22-jährige Medizinstudent etwa hat seine bipolare (manisch-depressive) Veranlagung wahrscheinlich nicht richtig erkannt und eingeschätzt. Diese Veranlagung an sich muss gar kein Problem sein und sicher nicht zwingend als Krankheit verstanden werden. Denn sie beinhaltet nicht nur Nachteile, sondern auch Vorteile, was durch seinen sehr leistungsfähigen Lebensstil vor der Prüfung veranschaulicht wird. Aber er erkennt seine Stereotypien nicht, arbeitet immer mehr, leistet immer mehr, erkennt die unfreie und zustandshafte Seite seines mentalen Funktionierens nicht, stimuliert sich selber durch zunehmenden Schlafentzug in einen hypomanen Zustand, in dem das Denken nicht mehr produktiv ist, scheitert in seinem Examen und fällt dann in ein tiefes depressives Loch. Die Behandler wählen mit Diazepam eine stoffliche Substanz, die zwar oft gut hilft, aber auf die Dauer abhängig macht und bei plötzlichen Absetzversuchen alle Symptome schlechter werden lässt. Das gute anfängliche Ansprechen desdepressiven Zustands auf das Diazepam illustriert ja anschaulich, wie eingebunden die Welt des mentalen Funktionierens in die stoffliche Welt ist. Aber die Entwicklung der Abhängigkeit zeigt auch beispielhaft, wie kompliziert der Sachverhalt medizinisch ist und dass ein Stoff, der heute gut ist, weil er hilft, in zwei Monaten schlecht sein kann, weil er schadet. Den maximalen Schaden richtet das Diazepam an, wenn es im abrupten Absetzversuch wie hier zu psychischen Folgezuständen mit Hoffnungslosigkeit, Verzweiflung und tiefer Depression führt. Wieder erkennt der Student nicht, dass dies an sich wahrscheinlich nur ein vorübergehender Zustand ist, oder er hält den quälenden Zustand einfach nicht aus oder er kann nicht mehr nach seinen Einsichten handeln und agiert impulsiv, als er in seiner Verzweiflung aus dem Fenster springt. Das Beispiel zeigt, dass der identische Stoff zu einem Zeitpunkt Freiheit fördert, wenn er die mentalen Einengungen der tiefen Depression mildert. Er kann aber zu einem anderen Zeitpunkt auch zu Unfreiheit und mentaler Einengung führen und schaden, wenn wie hier sein Absetzen einen Suizid mitverursacht.

Der Berufsgeiger leidet an Zuständen, die heute Schizophrenie genannt werden und wahrscheinlich gar kein einheitliches Krankheitsbild repräsentieren. Die Symptome sind aber manchmal sehr gravierend und können für das Leben Betroffener verheerend sein. Auch solche Symptome wie das Halluzinieren von Stimmen können Menschen in den Suizid treiben, weil sie ihr Leben mit diesen Symptomen nicht aushalten. Sicher schränken sie die Freiheit des mentalen Funktionierens von betroffenen Menschen deutlich ein. Immer wieder hören sie dieselben oder ähnliche Stimmen, die dazwischen reden und oft immer wieder das gleiche sagen. Wenn es Substanzen gäbe, die diese lästigen Symptome ohne Nebenwirkungen abstellen könnten, wären die meisten Betroffenen froh, sie zu nehmen. Die Beseitigung der Halluzinationen würde ihr Wahrnehmen und damit auch ihr Fühlen, Denken, Wollen und Handeln vielfältiger und damit freier machen. Nur ist der Sachverhalt wieder einmal deutlich komplizierter. Die zur Verfügung stehenden Substanzen, die Antipsychotika, helfen nicht immer. Ohnehin helfen sie nur symptomatisch und nicht kausal, d. h. sie wirken wie Kopfschmerztabletten oder Blutdruckmittel. Sie lindern oder beseitigen im günstigen Fall die Symptome, ohne sie aber ursächlich zu behandeln. Sie wirken also nicht wie die Vitamine im ersten Beispiel kausal. Und die Geschichte des Geigers zeigt, dass auch hier die Pharmaka sowohl schaden als auch helfen können. Die vielen verschiedenen Antipsychotika, die er zwischenzeitlich nahm, hatten schwerste Nebenwirkungen und eine Art Parkinson-Syndrom verursacht, welches zu einer sehr starken Verarmung seines geistigen Lebens führte. Das Beispiel zeigt aber auch, dass ein anderes Medikament aus dieser Gruppe ihm durchaus helfen konnte, weil es eben diese Nebenwirkungen nicht hatte und die Symptome zum fast vollständigen Verschwinden brachte. Mit dieser Substanz war sein mentales Funktionieren freier als ohne, weil er ohne Medikament fast nur noch auf die Halluzinationen achten konnte.

Schließlich illustriert das letzte Beispiel der Architektin, dass auch die medizinische Wissenschaft als Ganze oft Täuschungen unterliegt. Die Bedeutung, die immunvermittelte Prozesse gerade auch für die Psychiatrie und Psychotherapie haben können, wird in den letzten Jahren erst langsam erkannt. Im depressiven Zustand muss das mentale Funktionieren der Architektin sicher als weniger frei als im gesunden Zustand beschrieben werden. Sie denkt weniger, denkt immer dasselbe, ist pessimistisch und so weiter. Im gesunden Zustand ist das mentale Funktionieren deutlich vielfältiger, sie interessiert sich wieder für breitere Themen, die Welt, ihre Familie und Freunde, die Arbeit etc. Nur konnten dieser Frau weder Psychotherapien noch klassische Substanzen aus ihrem Zustand helfen. Dagegen war eine mehrwöchige Behandlung mit Kortison eindrücklich erfolgreich. Dies spricht dafür, dass immunvermittelte Prozesse eine kausale Rolle in der Entstehung des depressiven Zustands dieser Frau gespielt hatten. Dennoch war die Behandlung nicht kausal, weil die genaue Kausalursache des Immunprozesses weiter unverstanden bleibt. Aber sie war kausaler als eine Behandlung mit Antidepressiva oder die Psychotherapien. Der Interpretationsirrtum muss also nicht nur auf der Seite des Einzelnen oder der Patienten liegen, sehr häufig liegt er auch auf der Seite der Ärzte und Behandler, die wohlmeinend auch falsche Maßnahmen ergreifen können. Gerade in der Medizin ist es wichtig, den klassischen humanistischen Auftrag des »Gnōthi seautón« nicht nur auf die anderen, sondern auch auf sich selbst und die eigene Profession zu beziehen.

Da Freiheit hier als psychobiologische Komplexleistung entwickelt wird, ist sie natürlich eingebunden in die stoffliche Dynamik der Biologie (Pharmakologie).

Pharmakologische Substanzen können wirkungslos sein, die Freiheit eines Individuums erweitern oder einschränken. Wie sie im Einzelfall wirken, kann nur im Einzelfall geklärt und aufgewiesen werden.

9.2.3　Psychotherapie und Freiheit

Die Beispiele illustrieren aber auch, wie auch stofflich verursachte Zustandsänderungen von Menschen in ihrem Selbsterleben meist durch psychodynamische Erklärungsmodelle gedeutet werden nach dem Muster: »Mir geht es deshalb so schlecht, weil ich mit meiner Arbeit nicht zufrieden bin«, »Die Ursache meiner Schlafstörungen ist der Konflikt mit meinem Partner«, »Weil ich durch die Prüfung gefallen bin, hänge ich nun in einem depressiven Loch«. Diese Deutungen sind auch häufig richtig, aber eben nicht immer oder nur teilweise insofern, als dass gerade im Bereich des Mentalen häufig verschiedene Ursachen zu einer Wirkung führen. Denn es sind oft die vielen Tropfen, die ein Fass zum Überlaufen bringen. Und so können natürlich der Konflikt mit dem Partner, der Streit mit den Kollegen, die Geldsorgen, die vermasselte Prüfung etc. alle dazu beitragen, dass depressive Symptome entstehen. Aber es kann auch der Vitaminmangel sein, ein unerkannter immunologischer Mechanismus oder eine Vielzahl von Gründen, die meist nicht gesehen oder verstanden werden.

Die psychodynamischen Wirkelemente sind in der subjektiv erlebten Welt des Geistigen meist von herausgehobener Bedeutung. Aber es sollte auch nie übersehen werden, dass alle psychischen Phänomene bei genauer Betrachtung psychobiologische Prozesse sind, die in die Welt des Stofflichen, des Organischen eingebunden bleiben und ohne diese Welt nicht existent sind. Die Tatsache, dass sich geistige Phänomene in der Entwicklungsgeschichte insbesondere über die idiomatischen Sprachen sehr weitgehend in ihrer Bedeutungsdynamik von dem einzelnen Körper eines Individuums trennen konnten (vgl. Tebartz van Elst 2003, § 3), lässt sie dem oberflächlichen Betrachter als unabhängig vom Individuum erscheinen. Denn etwa den Begriff »Baum« prägt ja nicht nur der einzelne Mensch in seinen vielen Lernerfahrungen mit den Gegenständen, die von diesem Begriff benannt werden, sondern auch die ganze Sprachgemeinschaft und die vielen anderen Menschen, die mit ihm kommunizieren und dabei das Wort Baum benutzen. So kann der Eindruck entstehen, dass das, was der Begriff Baum meint – die Semantik des Konzepts – etwas von der dinglichen Welt des Lebendigen Unabhängiges wäre. Das stimmt aber nur bei oberflächlicher Betrachtung, denn sowohl das Wort Baum als auch Konzept, Inhalt und Umfang von solchen Begriffen werden von lebenden Wesen erfasst und von anderen Lebewesen direkt in der Kommunikation oder indirekt als Gelesenes vermittelt. Es gibt also keine Bedeutung außerhalb des psychobiologisch Lebendigen. Aber es ist schon der Fall, dass sich die Bedeutung von den psychobiologischen Eigenheiten eines einzelnen Körpers durch die Entwicklung von Sprache und Schrift extrem weitgehend lösen konnte. Das kann den Eindruck erwecken, die geistige Welt oder die Welt der Semantik, der Bedeutungen und Weltbezüge, sei unabhängig von der lebendiger individueller Körper.

Psychotherapie ist nun ein Verfahren, den (z. B. depressiven) Zustand von Lebewesen durch rein kommunikative oder erlebnisreaktive Interventionen zu beeinflussen. Meist – aber nicht immer – steht dabei sprachliche Kommunikation im Vordergrund. Dies ist aus psychobiologischer Perspektive natürlich völlig plausibel und unproblematisch, weil schließlich jedes einzelne gesprochene, gehörte oder gedachte Wort auch als funktionell-stoffliche und damit biologische Intervention gedacht werden kann. Vor dem Hintergrund dieser Erkenntnis wird klar, dass jedes Gespräch die stoffliche psychobiologische Welt der Gesprächspartner ebenso verändert wie die Einnahme von Nahrung, Medikamenten oder Drogen – eben nur auf eine dimensional subtilere Art und Weise. Dass aufgrund der Dimensionalität dieser Unterschiedlichkeit sprachpragmatisch in der Alltagssprache eine geistige und eine stoffliche Welt unterschieden werden und psychotherapeutische Interventionen der geistigen und medikamentöse Interventionen der stofflich-physikalisch-biologischen Welt zugeordnet werden, ist praktisch gut nachvollziehbar. Theoretisch sind die Unterschiede aber gradueller und nicht prinzipieller Natur.

Die Vorteile der psychobiologischen Interventionsmethode »Psychotherapie« liegen zumindest dann, wenn sie funktioniert, auf der Hand. Die Intervention ist viel spezifischer und hat das psychobiologische Organ Gehirn nicht als einziges, aber als kritischstes Organ für mentales Funktionieren viel klarer im Fokus als etwa Medikamente, die ebenso auf Leber, Niere, Herz oder Blut wirken und dort oft auch unerwünschte

Nebenwirkungen entfalten. Aber natürlich können auch psychotherapeutische Interventionen Nebenwirkungen haben: Sie können Konflikte
schüren, sie können interpersonelle Abhängigkeitsverhältnisse induzieren
und fördern, sie können durch falsche Lösungsansätze die Zielsymptome
verschlechtern und sie können Schuld- und Versagensgefühle begünsti-
gen, wenn sie das deklarierte Ziel nicht erreichen.

Zu bedenken ist auch, dass die psychobiologische Welt des Geistigen
derart komplex ist, dass auch die Semantik, also die Bedeutung oder der
Inhalt dessen, was gedacht oder geglaubt oder in einer Psychotherapie
vermittelt wird, selber wieder von kausaler Bedeutung für weitere
psychobiologische Wirklichkeiten ist. An dieser Stelle sei u. a. auf die
sogenannte »Locus of Control Theory« verwiesen. Wenn ein Mensch
glaubt, dass er z. B. seinen depressiven Zustand durch eigenes Denken,
Handeln und Agieren beeinflussen kann (Konzept der internen Kontrolle), so erlebt er sich als selbstwirksamer und dies beeinflusst nicht nur seine
situativen Wahrnehmungen, sondern auch sein Denken und Handeln.
Dieser Denkinhalt bzw. diese Überzeugung an sich macht ihn, zumindest
im hier entwickelten Sinne des Konzepts Freiheit, freier. Glaubt er
dagegen nur an Medikamente, so liegt der »Locus of control« außerhalb
seiner personalen Möglichkeiten, er kann das Medikament nur schlucken
und hoffen, dass es wirkt. Auch dies hat weitere Rückwirkungen auf die
Freiheit seines mentalen Apparates (Rotter 1975).

Allerdings kann es auch passieren, dass im eigentlich positiven Sinne
im Rahmen einer Psychotherapie persönliche Kontrollüberzeugungen im
Hinblick etwa auf einen depressiven Zustand gefördert werden, sich
dieser aber trotz aller Mühen nicht bessert – etwa weil er Folge eines
Vitaminmangels oder eines immunologischen Problems ist. Dann
können sich zuvor induzierte Kontrollüberzeugungen wiederum negativ
auswirken, etwa weil Betroffene sich als unfähig oder Versager sehen,
weil sie trotz aller Bemühungen im psychotherapeutischen Prozess keine
Erfolge erzielt haben. Es zeigt sich, dass die Wirklichkeit sehr komplex
ist und eine gedankliche Offenheit in alle Richtungen erhalten werden
muss, um die psychobiologische Verfasstheit von mentalen Phänomenen
wie der Freiheit gerade auch im medizinischen Kontext adäquat zu
verstehen.

Da Freiheit hier als psychobiologische Komplexleistung entwickelt wird, ist sie natürlich eingebunden in die semantischen Gesetzmäßigkeiten der Psychodynamik.

Psychotherapeutische Interventionen können wirkungslos sein, die Freiheit eines Individuums erweitern oder einschränken. Wie sie im Einzelfall wirken, kann nur im Einzelfall geklärt und aufgewiesen werden.

9.3 Freiheit als neurokognitiver Auftrag

»Anstatt also Magie und Wissenschaft als Gegensätze zu behandeln, wäre es besser sie parallel zu setzen, als zwei Arten der Erkenntnis, die zwar hinsichtlich ihrer theoretischen und praktischen Ergebnisse ungleich sind [...], nicht aber bezüglich der Art der geistigen Prozesse, die die Voraussetzungen beider sind und sich weniger der Natur nach unterscheiden als auf Grund der Erscheinungstypen, auf die sie sich beziehen« (Claude Lévi-Strauss 1962, S. 25).

In diesem abschießenden Kapitel sollen einige Gedanken zur semantischen Struktur der Freiheit festgehalten werden, welche aber – ähnlich wie im vorherigen – noch nicht vollständig abgeschlossen sind. Sie sollen daher in diesem Kapitel auch nur skizziert und in differenzierterer Form später an anderer Stelle erneut thematisiert werden.

9.3.1 Die Funktion des Normativen

Gegenstand dieser Überlegungen ist zum einen die *psychobiologische Rolle* der Bedeutung, *der Semantik*, und zum anderen *die Funktion von Trieben, Intentionen und sie begrenzenden normativen Regeln* im Rahmen von Entscheidungsprozessen. Hintergrund dieser Überlegungen ist die Beobachtung, dass Freiheit, auch wenn sie als Willensfreiheit spezifiziert wird, als »Größe an sich« schwer fassbar bleibt. Freiheit als Eigenschaft behavioraler Sequenzen braucht notwendig eine Einengung, auf die sie sich bezieht und aus der heraus sie überhaupt erst verstanden werden kann.

So ist Freiheit ja immer auch Freiheit zu und von etwas. So ist die Freiheit, sich zu betrinken, aufgespannt zwischen den Polen intendierter, lustvoll besetzter, psychotroper oder anxyolytischer Wirkungen der Substanz Ethanol auf der einen Seite und der gesellschaftlichen Norm, den Alkohol nicht zu missbrauchen, auf der anderen Seite. Die Freiheit, zu lügen, bezieht sich auf die Norm, die Wahrheit zu sagen, und die Intention, durch Täuschung Vorteile zu erringen oder Nachteile zu meiden. Und auch die Willensfreiheit, sich für Kaffee, Tee oder Bier zu entscheiden, bezieht sich letztendlich auf die situative Frage nach der eigenen Entscheidung angesichts von drei vorgeblichen Alternativen. In allen Situationen, in denen Freiheit Thema wird, ist sie also bezogen auf Handlungsmöglichkeiten, aber auch auf situative Regeln oder Normen, die dieselben Handlungsmöglichkeiten im normativen Sinne einengen. So stellt bei genauer Betrachtung schon die Frage »Kaffee, Tee oder Bier?« eine Einengung des Handelns des gefragten Menschen dar, indem eine Antwort erwartet wird und indem drei Alternativen in den Raum gestellt werden.

Das Phänomen Freiheit ohne diese sie triebhaft oder intentional begründenden Verhaltensziele sowie die sie einengenden Normen, Regeln und Gesetzmäßigkeiten zu denken, ist kaum möglich, weil sie dann bedeutungslos im leeren Raum schwebte. Freiheit scheint also auf eine schwer zu spezifizierende Art und Weise auf ihren Gegenpol – die das Verhalten einschränkende Unfreiheit in Form von Trieben, Zielen, Normen, Regeln und Gesetzen – gerichtet zu sein. Freiheit ohne solche triebhaften oder intentionalen Impulse und diesen entgegengesetzte Regeln, Normen und Gesetze, zu denen sie sich verhält, ist eigentlich keine Freiheit mehr, sondern Zufall und Beliebigkeit.

In diesem Zusammenhang kann vor dem Hintergrund der im Buch »BioLogik« vorgetragenen Gedanken zur Natur der Erkenntnis (Tebartz van Elst 2003, § 2) nun angenommen werden, dass Freiheit der im Leben von höheren Lebewesen erkenntnishaft geregelte Zufall ist. Was ist damit gemeint? Wenn man sich den möglichen Verhaltensraum z. B. von Menschen anschaut, so erscheint dieser zunächst einmal fast grenzenlos. In jeder Lebenssituation gibt es unzählige Verhaltensoptionen: man kann sich hinlegen, schlafen, essen, trinken, weglaufen, schreien, toben, weinen, sich selbst verletzen und so weiter. Gäbe es nun in Form der Triebe und der intentionalen Verhaltensziele keine strukturierenden Vorgaben für das Verhalten von Lebewesen, so würde dieses im Ergebnis völlig ziellos, unorganisiert und chaotisch sein. Ohne triebhaft oder intentional motivierte Verhaltensziele und ohne Regeln und Gesetze, die diese strukturieren, gäbe es gar kein Verhalten bzw. nur ziellose Beliebigkeit und Zufall. Der Verhaltensraum, in dem Freiheit stattfindet und sich organisiert, würde gar nicht existieren. So sind es am Ende nicht zuletzt normative Einengungen, Regeln und Gesetze, die den Verhaltensraum, in dem Freiheit stattfindet, überhaupt erst erschließen!

So sind etwa Bakterien in ihrem behavioralen Repertoire wenig frei, da sie in ihrem Verhalten weitgehend genetisch determinierten Reaktionsmustern auf eine begrenzte Zahl von überhaupt berücksichtigbaren Umweltreizen folgen. Bei Schnecken ist das Repertoire von möglichen Reaktionsmustern auf Umweltreize bereits deutlich stärker diversifiziert. Höhere Säugetiere wie Hunde verfügen über ein enormes Verhaltensrepertoire in Reaktion auf die unterschiedlichen denkbaren Umweltreize. Die Entkopplung der behavioralen Unmittelbarkeit vom Reiz (»freedom from immediacy«) ist bereits sehr weit entwickelt. Die Sphäre der Vergangenheit ist klar erkennbar ausgebildet in Form von Erkenntnisbildung in Hinblick auf verschiedene Verhaltensoptionen und wahrscheinlich findet auch schon eine bereits mehr oder weniger differenzierte Modellierung der Zukunft statt, wenn situativ verschiedene Verhaltensoptionen erwogen werden und schließlich eine davon umgesetzt wird. Schon bei Hunden müsste nach dem hier entwickelten Freiheitsverständnis von einem wenn auch sehr begrenzten Grad von Freiheit bei den verschiedenen Handlungsoptionen ausgegangen werden. Dies ist zumindest dann der Fall, wenn angenommen würde, dass Hunde aus Gründen und Motiven bestimmte Verhaltensweisen zeigen und nicht nur als simple Reizreaktionsmaschinen betrachtet werden.

Gesunde erwachsene Menschen zeigen nach dem hier entwickelten positiven und graduellen Freiheitsverständnis natürlich das mit Abstand freieste Verhalten, da sie über den komplexesten mentalen Apparat verfügen, der Erkenntnis aus der eigenen Vergangenheit bereitstellt, darauf aufbauend Zukunft modelliert und situativ angepasst auch unter

Abstraktion oder Unterdrückung situativer Impulse wie Hunger, Durst, Sexualität etc. bestimmte Verhaltensweisen ausführt. Gerade das Bewusstseinssystem, welches sich evolutionär theoretisch wahrscheinlich parallel zu der mnestischen Fähigkeit der eigenen Geschichtsbildung entwickelte (Biographie), hat den Raum der individuellen Freiheit dramatisch vergrößert. Gleichzeitig ist es ohne die triebhafte und freies Verhalten damit auch einengende Funktion körperlicher Grundbedürfnisse und Grundziele kaum denkbar. Denn es würde die fundamentale Struktur von Verhalten fehlen. Der den lebendigen Körpern immanente Drang nach Leben und die triebhaften Grundbedürfnisse nach Essen, Trinken und Sexualität bilden damit das Grundgerüst der behavioralen mentalen Struktur von Menschen und den meisten anderen höheren Lebewesen. Ohne dieses Grundgerüst ist Freiheit kaum zu denken, da ihr der Boden unter den Füßen weggezogen wäre, die Referenz fehlen würde, das »Wovon«, auf das sich jede Freiheit konzeptuell letztendlich immer bezieht. Diese Beobachtung, dass ohne jede Form der Einengung von Verhalten durch Triebe, Intentionen, Regeln und Gesetze Willensfreiheit nur schwer vorstellbar ist, ist merkwürdig und soll noch einmal an einem Beispiel veranschaulicht werden.

Es gibt Gehirnerkrankungen, bei denen vor allem das Frontalhirn erkrankt (z. B. die frontotemporale Demenz oder aber Frontalhirnverletzungen nach Autounfällen oder Tumoren). Dabei kommt es dann je nach betroffener Unterregion oft zu sogenannten amotivationalen Syndromen (Schädigung vor allem bilateral im anterioren Gyrus cinguli) oder Enthemmungssyndromen (Schädigung vor allem im Orbitofrontalhirn). Im ersteren Fall verarmt jedes Verhalten, da keine endogenen Verhaltensziele mehr generiert werden. Im Extremfall kommt es zu einem akinetischen Mutismus, bei dem Betroffene gar kein Spontanverhalten mehr zeigen.

Bei den orbitofrontalen Enthemmungssyndromen geht die behaviorale Steuerwirkung kulturell erworbener Normen- und Regelsysteme in Hinblick etwa auf das Triebverhalten verloren. Die betroffenen Menschen verhalten sich typischerweise triebhaft enthemmt, zeigen oft ein übersteigertes Sexualverhalten mit unangemessenen sexuellen Äußerungen, Annäherungsversuchen oder auch offenem inadäquatem

> Sexualverhalten. Ferner zeigen sich Auffälligkeiten beim Ess- und Trinkverhalten, dem sogenannten Utilisationsverhalten. Das bedeutet, dass etwa ein vorgelegter Löffel in den Mund gesteckt wird, ganz unabhängig davon, ob es etwas zu essen gibt, oder etwa mit einem vorgelegten Stift fast automatisch geschrieben oder gekritzelt wird, auch wenn es eigentlich gar nichts zu schreiben oder zu malen gibt.

Oberflächlich betrachtet könnte solch ein enthemmtes Verhalten als Befreiung aus rigiden gesellschaftlichen oder religiösen Normen interpretiert werden. Denn die psychobiologische Bindungskraft sozialer Normen und Verhaltensregeln ist für die Betroffenen nicht mehr oder zumindest deutlich schwächer vorhanden. Dennoch wird ein solches Verhalten natürlich nicht als frei, sondern als unfrei interpretiert. Den betroffenen Menschen würde sogar eine verminderte Schuldfähigkeit ihres Verhaltens bei sexuellen Straftaten zugesprochen werden. Was sagt diese Beobachtung über die Freiheit und die Beziehung des Phänomens der Willensfreiheit zu den sie einengenden Normen und Regeln aus?

Um dies zu verstehen, könnte ein erneuter Blick auf den psychobiologischen Entscheidungsprozess hilfreich sein (vgl. ▶ Abb. 5). Dort wurde als ein zentrales Element des Entscheidungsprozesses die Modellierung der Zukunft identifiziert. Dieser Prozess ist eng mit der Erkenntnisbildung verknüpft, weil die individuellen Erkenntnisse sozusagen die Datenbasis des Lebewesens sind, mit dessen Hilfe es seine Zukunft modellieren kann. Teil dieser Erkenntnisse sind nun eben die Kenntnisse der Gesetze und Regelwerke, die zukünftiges Verhalten strukturieren sollen. Sind solche Erkenntnisse in Hinblick auf behaviorale Regelwerke und Gesetze nicht vorhanden, erscheint die Zukunft amorph und strukturlos. Es fehlen die Kriterien, anhand derer überhaupt Entscheidungen für oder gegen die eine oder andere Handlungsoption getroffen werden können. Ähnliches gilt für die Sphäre des Vergangenen, die sich bei Demenzen langsam im Vergessen auflöst. Übrig bleibt die vor allem zu Beginn der Erkrankung oft noch intaktere Sphäre des Gegenwärtigen, der Situation, die nicht unwesentlich von situativen Bedürfnissen und Trieben dominiert wird. Dementsprechend wird das Verhalten der erkrankten Menschen in viel stärkerem Ausmaße triebgesteuert. Denn die erkenntnishafte Struktur der sozialen Regeln, Gesetze und Normen geht zunehmend verloren. Und gerade deshalb würde das Verhalten juristisch, aber auch im Sinne des Common Sense als unfrei eingestuft.

Dies illustriert einmal mehr, dass Freiheit die Bezeichnung einer psychobiologischen Komplexleistung ist, die viele verschiedene Formen der Erkenntnisbildung beinhaltet. Dies zeigt aber auch, dass Freiheit inhaltlich bezogen ist auf die Kenntnis sie einengender Regeln, Normen und Gesetze.

Die Analyse zeigt, dass behaviorale Regelwerke, Gesetze und Vorschriften zwar auf der einen Seite den Verhaltensspielraum einengen, indem sie Vorgaben machen. Auf der anderen Seite aber erleichtern und ermöglichen sie manche Verhaltensoptionen auch, indem sie den grenzenlosen Raum potentiellen Verhaltens strukturieren und damit gewissermaßen überhaupt erst die Karten für die Welten verschiedener Denk- und Verhaltensmöglichkeiten liefern. Diese Welten wären für das einzelne Subjekt ohne solche semantischen Karten alleine kaum zu bereisen.

> Freiheit ist keine metaphysische Gegebenheit, sondern eine psychobiologische Komplexleistung, die wesentlich bezogen ist auf sie begrenzende Gesetzmäßigkeiten, Regeln und Normen. Freiheit ohne Normen ist »grenzenlos«.

9.3.2 Sprache als Mittler zwischen ökologischer Außen- und Innenwelt

Nun sollten Werte, Normen, Verhaltensregeln und juristische Gesetze nicht voreilig mit Naturgesetzen verwechselt werden. Bei Werten, Normen, Verhaltensregeln und juristischen Gesetzen handelt es sich um meist sprachlich verfasste Richtlinien, die befolgt werden können oder auch nicht. Insofern sind sie auf die Annahme von Willensfreiheit bezogen. Denn sie implizieren, dass handelnde Subjekte sich in ihrem Handeln an diesen Richtlinien orientieren können oder auch nicht.

Naturgesetze dagegen sind nicht als Richtlinien gedacht, sondern als apriorische Prämissen, gegebene Gewissheiten und unumstößliche Wahrheiten mit absolutem Geltungsanspruch ohne jede Ausnahme. Sie haben konzeptuell einen absolutistischen Anspruch (Prinz 2004). Von vielen Wissenschaftlern werden solche Gesetze (u. a. auch der Kausalitätsgedanke) als quasi objektive Gegebenheiten außerhalb der menschlichen Erkenntnisbildung gedacht, so als hätte der menschliche Geist diese Gesetze als etwas von ihm Unabhängiges vorgefunden. Die Gültigkeit dieser Naturgesetze wird also als früheres und größeres Phänomen als der menschliche Geist an sich begriffen. Dies kann so gedacht werden. Dabei wird aber schnell übersehen, dass ja auch die Naturgesetze in ihrer heutigen Ausprägung nichts anderes als Erkenntnisse oder Denkgewohnheiten sind, die die Erfahrungen von Menschen bzw. Großgruppen von Menschen in Form konzeptueller Prinzipien mit dem Ziel der Komplexitätsreduktion zusammenfassen (vgl. Tebartz van Elst 2003, S. 41ff.). Es scheint aber zur Grundstruktur menschlicher Erkenntnis zu gehören, dass sie in die Außenwelt, die Welt der Dinge und Objekte projiziert wird. Diese klassisch objekthafte Welt der Dinge, die ökologische Außenwelt, ist die Welt, die primär über die Wahrnehmungskanäle erschlossen wird. Dementsprechend unterliegt die Erkenntnisbildung über Phänomene dieser objektiven Außenwelt auch einem hohen normativen Druck. Denn die entsprechenden Wahrnehmungen können empirisch vergleichsweise leicht erfasst und auf eine intersubjektiv zugängliche Art und Weise abgeglichen werden. Aus wissenschaftlich methodischer Perspektive ist es die empirische Methode, die die Erkenntnisbildung dieser primär durch die Wahrnehmung erschlossenen Außenwelt strukturiert.

Dennoch sollte der kritische Zeitgenosse nie vergessen, dass auch diese Naturgesetze faktisch Ergebnisse der menschlichen Erkenntnisbildung sind, sie sind Phänomene des Lebens. Sie sind geworden und haben seit einigen Jahren bestand. Man sollte aber auch nicht vergessen, dass es nur wenige Menschen einer Generation sind, die sich in ihrem Denken wirklich inhaltlich mit solcher Erkenntnisbildung auseinandersetzen. Die meisten benutzen die Erkenntnisse, solange sie in ihrer Lebenswelt funktionieren (d. h. Komplexitätsreduktion ermöglichen), so wie sie die Fernbedienung ihres TVs benutzen, ohne auch nur ansatzweise zu verstehen, was da passiert.

Der Bereich des Lebendigen und vor allem der Bereich des Geistigen, des Mentalen innerhalb des Bereichs des Lebendigen, ist aber viel größer als der wahrnehmungsnahe Bereich der objektiv dinglichen Außenwelt. Die wahrnehmungsbezogene Erkenntnisbildung folgt in unserer Zeit glücklicherweise vor allem der empirischen Methode, was Willkür und Fremdbestimmung durch Autoritäten zumindest teilweise vorbeugt. Was aber ist mit der Welt des Erlebens? Folgt Erkenntnisbildung im Bereich des Erlebens den gleichen Mustern wie im Bereich der Wahrnehmung? An dieser Stelle muss zunächst noch genauer geklärt werden, was überhaupt mit diesen beiden Begriffen, d. h. der Welt der Wahrnehmung (ökologische Außenwelt) und der Welt des Erlebens und Denkens (ökologische Innenwelt), gemeint sein soll und wie sie voneinander abgegrenzt werden sollen.

Mit der Welt der Wahrnehmung soll wie oben beschrieben jene Außenwelt der Dinge und Objekte gemeint sein, die wir uns primär über unsere Sinneswahrnehmungen erschließen. Es ist die Welt der empirisch weitgehend überprüfbaren Fakten. Der Weg der Überprüfung ist der des intersubjektiven Abgleichs der Sinneswahrnehmungen (»Steht da wirklich ein Baum oder was ist das für ein grünbraunes Ding?« »Ja, es ist ein Baum, ich sehe ihn auch.«) und der entsprechenden Objektivierung im empirisch wissenschaftlichen Experiment. Sie stellt also die Umwelt der Dinge und Ereignisse dar und soll als ökologische Außenwelt begriffen werden.

In der Menschheitsgeschichte hat sich aber darüber hinaus die Welt der wahrnehmungsfernen Begriffe, die Welt des Geistigen im Zuge der zunehmenden und immer komplexer werdenden Erkenntnisbildung dramatisch ausgeweitet. Erst im Rahmen dieser Entwicklungsgeschichte des Geistigen, die auch als Entwicklungsgeschichte der ökologischen Innenwelt verstanden werden kann, entkoppelt sich die Unmittelbarkeit des behavioralen Handelns zunehmend von den von der ökologischen Außenwelt ausgehenden und auf ein handelndes Lebewesen einwirkenden Reizen. In diesem Prozess entwickelt sich in der Begrifflichkeit von Shadlen und Gold Freiheit graduell als Freiheit von der Unmittelbarkeit oder Reflexhaftigkeit des Verhaltens (»freedom from immediacy«; Shadlen und Gold 2004, zit. n. Haggard 2008).

Der größte Schritt in diese Richtung war sicher die Entwicklung der Sprache. Denn diese vermittelt zwischen der ökologischen Außenwelt der Dinge und Ereignisse und der ökologischen Innenwelt der Erlebnisse und des Denkens. Die Objekte dieser inneren Umwelt sind nun empirisch schwer zu fassen. Es sind aber v. a. Erkenntnisse, Konzepte, Begriffe und komplexe semantische Systeme von regelhaft miteinander in Beziehung stehenden Konzepten und Erkenntnissen, die diese innere Umwelt bilden (Emotionen und Gefühle werden hier begriffen als basale, nicht-analytische Erkenntnisse). Es ist die Welt der Vorstellungen, Phantasien, der Grundannahmen und Glaubenssätze, die Welt der Werte und Ziele. Und die Objekte dieser ökologischen Innenwelt sind nun der intersubjektiven Empirie nur noch bedingt zugänglich. Natürlich gründet diese ökologische Innenwelt ganz fundamental in der objektiven empirischen Außenwelt, weil letztere Wiege und Ausgangspunkt der Innenwelt ist. Alle Begriffe und Konzepte bilden sich genealogisch auf der Grundlage der Wahrnehmungen in der Außenwelt. Es sind nun aber nicht nur zeitlich einfache Wahrnehmungen, wie etwa die von Gegenständen, sondern auch zeitlich komplexe Wahrnehmungen von Abfolgen von Geschehnissen oder behavioralen psychodynamischen Zusammenhängen und entsprechende Erkenntnis- oder Theoriebildungen, die in sprachlichen Begriffen zusammengefasst werden. Dementsprechend ist die empirische Überprüfung abstrakter Begriffe, Konstrukte und Theorien offensichtlich nicht einfach durch interindividuellen Abgleich und Rückbezug auf Sinneswahrnehmungen möglich.

Die in der Außenwelt empirisch generierten, meist sprachlich verfassten Konzepte bilden die begrifflich-konzeptuelle Grundstruktur der Innenwelt. Aber die Erkenntnisbildung von Menschen gerade in Hinblick auf diese ökologische Innenwelt ist offensichtlich extrem frei (dies ist eine introspektive Gewissheit gesunder Menschen), d. h. sie folgt nicht einfachen Kausalgesetzen wie solchen, die das Verhalten von Billardkugeln erklären (diese introspektive Erfahrung ist Grundlage des Volkslieds »Die Gedanken sind frei«). Der Begriff Freiheit benennt eine mögliche, aber nicht zwingend vorliegende Qualität der Organisation und Funktion dieser ökologischen Innenwelt lebendiger Subjekte, wobei das Phänomen Sprache von nicht alleiniger, aber herausragender Bedeutung ist.

9.3.3 Sprache und Semantik als normative Begrenzung der Welt

Der entscheidende Punkt aber, auf den hier hingewiesen werden soll, ist der, dass diese geistigen Innenwelten eine eigene semantische Gesetzmäßigkeit zu entwickeln scheinen, mit einer intra-, aber gerade auch intersubjektiven Gültigkeit, die nun aber nicht einfach mit der Methode der Empirie untersucht werden kann (allenfalls der empirischen Soziologie, was die intersubjektive Dimension anbelangt). Diese semantischen Ökologien existieren nur als Innenwelten von Lebewesen, v. a. von Menschen. Aber auch bei den Tieren müssen solche semantischen Innenwelten, wenn auch deutlich geringerer Komplexität, angenommen werden. Vor allem bei Menschen haben sie offensichtlich einen sehr starken intersubjektiven Bezug, da die Denk- und Erkenntnissysteme, die Vorstellungswelten und Phantasien der verschiedenen Menschen sprachlich kommuniziert werden können und offensichtlich sehr ähnlich sind.

Was ist der Grund für diese Ähnlichkeit der semantischen Struktur konzeptueller Innenwelten? Wie oben skizziert denke ich, dass es vor allem die Sprache ist, die es den verschiedenen Lebewesen erlaubt, miteinander zu kommunizieren und so die Erkenntnisbildung in Hinblick auf die empirische Außenwelt, aber auch in Hinblick auf die Ökologie des Selbst abzugleichen.

Im wissenschaftlichen Bereich sind es die Geisteswissenschaften, die genau diesen Bereich der Erkenntnisbildung zum Gegenstand haben. In Form der Sprache und insbesondere in Form der Schrift, der Texte und Bücher, ist es den Menschen gelungen, die Welt der nicht-objektiven und empirisch allenfalls indirekt zugänglichen Phänomene dramatisch auszuweiten. Gedanken und Vorstellungen unterschiedlichster Menschen können in Form der Sprache und Texte ausgetauscht werden – nicht nur von Subjekt zu Subjekt, sondern auch durch Raum und Zeit in immer unbegrenzterem Ausmaße.

Und gerade anhand der Sprache kann gut verdeutlicht werden, dass Regeln und Gesetzmäßigkeiten die Freiheit innerhalb des freien Systems nicht nur begrenzen, sondern überhaupt erst ermöglichen. Selbst semantische oder grammatische Regelbrüche und Verstöße gegen Gesetzmäßigkeiten bekommen durch die Existenz der Gesetze überhaupt erst ihren Sinn. So ist die Bedeutung von sprachlichen Begriffen im Sinne von Definitionen begrenzt und festgelegt und der Ablauf der Kommunikation etwa durch grammatische Regeln begrenzt. Ohne die eingrenzende Wirkung solcher Definitionen und Gesetzmäßigkeiten wäre der semantische Raum der Sprache gar nicht erst entstanden und eine differenzierte Kommunikation wäre nicht möglich. So ist die idiomatische Sprache gewissermaßen ein System von Gesetzmäßigkeiten, welches weitgehend überhaupt erst einen kognitiven Handlungsraum erschließt und begründet, innerhalb dessen sich die Akteure (also sprechende Menschen) später frei bewegen können. Auch der Sinn etwa eines dadaistischen Gedichts, in denen der Dichter sich gegen die in seiner Zeit üblichen Gesetzmäßigkeiten wendet, wird letztendlich nur durch die Existenz von Konventionen und die Kenntnis dieser Gesetzmäßigkeiten verständlich. Ohne eine solche Kenntnis wäre es einfach nur bedeutungsloser Unsinn.

In diesem Zusammenhang ist es interessant, festzustellen, dass die Alltagssprache in den definitorischen Festlegungen ihrer Begriffe deutlich vager und kontextabhängiger strukturiert ist als etwa Fachsprachen (vgl. Tebartz van Elst 2003, S. 98ff.).Da sich die Alltagssprache als semantisches Supersystem de facto permanent durchsetzt und – anders als der Wiener Kreis es sich erträumt hat – eine alltagssprachliche Fachsprache mit exakten semantischen und grammatikalischen Regeln nicht absehbar ist, muss also davon ausgegangen werden, dass dem Mangel an Präzision und der Unschärfe der alltagssprachlichen Begriffsdefinitionen auf der einen Seite auf der anderen Seite ein pragmatischer Gewinn gegenübersteht, der aktuell allerdings noch nicht klar zu erkennen ist. Möglicherweise ist es aber die Regelarmut und die mangels exakter Definition große Anpassungsfähigkeit alltagssprachlicher Begriffe, die sich hier in der Sprachpraxis durchsetzen.

In Form der Sprache hat sich ein kongeniales System entwickelt, welches bei einem geringen Repertoire an Gesetzmäßigkeiten den Freiheitsraum konzeptueller Begriffsbildung fast grenzenlos potenziert.

Sprache und insbesondere die Alltagssprache entwickelt sich in erster Linie anhand empirischer Erfahrungen mit der Außenwelt. Diese sind der intersubjektiven Beobachtung und der Kommunikation besonders einfach zugänglich und eignen sich damit besonders für eine intersubjektive Begriffsbildung im sprachlichen Dialog. Die rein der Introspektion zugänglichen Innenwelten der Lebewesen und Sprachteilnehmer einer Art sind dagegen empirisch deutlich schwerer zugänglich, da sie jeweils nur aus der Erste-Person-Perspektive des Ichs erlebt werden können. Dennoch ist die entsprechende Erlebenswelt der Selbst- und Innenerfahrungen der verschiedenen Lebewesen natürlich der Kommunikation zugänglich. Erfahrungen werden ausgetauscht und zwar nicht nur Erfahrungen mit der dinglichen Außenwelt, sondern auch Erfahrungen mit der inneren Umwelt der eigenen Gefühle, Ängste, Sorgen, Hoffnungen und Gedanken. Diese Auseinandersetzung mit der je eigenen Innenwelt weist nach meiner Analyse jedoch einige Besonderheiten auf im Vergleich zur Kommunikation über die intersubjektiv empirisch zugängliche Außenwelt. So sind es in erster Linie solche Innenwelterfahrungen, die etwa in Prosa und Lyrik ihren Ausdruck finden. Auch wenn letztere meist eingebettet in die empirische Außenwelt Themen bearbeitet, so ist es doch die subjektive Erlebensperspektive der verschiedenen Subjekte, die in Prosa und Lyrik ein besonderes Gewicht bekommen.

Besondere Aspekte der Innenerfahrungen wie Ängste, Sorgen, Leid, Krankheit und Beeinträchtigung, aber auch Glück, Freude, Neid, Hass und die verschiedensten emotionalen Erfahrungen werden in besonderer Weise in Lyrik und Prosa verarbeitet. Auf eine systematischere Art und Weise werden diese Dimensionen menschlicher Erfahrung in transzendentalen, philosophischen und religiösen Denk- und Verhaltenssystemen verarbeitet und oft normativ geregelt. Insbesondere religiöse, normative Systeme werden dabei im postmodernen Denken meist rein unter dem Aspekt der individuellen Freiheitsbegrenzung heftig kritisiert und als archaisch, irrational und die individuelle Freiheit beschneidend bekämpft. Ersetzt werden sie jedoch nicht selten durch pseudoreligiöse, nicht minder normative Systeme, deren »Götter« jedoch nicht weniger interessengeleitet oft ausgesprochen moralische »Erkenntnisse« instrumentalisieren, um damit eigene individualisierte Transzendenz- oder auch ganz banale Macht- oder Besitzziele zu verfolgen (Diesbezüglich sei auf die sehr lesenswerten Einsichten von Chomsky und Hermann verwiesen: Herman und Chomsky 1994). Die Gegnerschaft gegen traditionelle, oft rigide transzendentale Deutungs- und Regelsysteme ist dabei in vielen Einzelfällen auch überzeugend. Nur sollte sie ganz im Sinne des Kant'schen Prinzips »sapere aude« (»Habe Mut, dich deines eigenen Verstandes zu bedienen«) nicht schlichtweg durch die Anhängerschaft zeitgemäßerer, allgemeiner Deutungsmuster ersetzt werden, die meist die Freiheit des eigenen Denkens nicht weniger manipulieren als die Deutungsgewohnheiten vergangener Zeiten. Denn dann wird nur das Übel der mentalen Unfreiheit im Kontext traditioneller Denksysteme ersetzt und das nicht geringere Übel der kognitiven Unfreiheit im Kontext zeitgemäßer Mehrheitsmeinungen.

Unabhängig davon haben aus der Perspektive potentiell freien Verhaltens Regelbruch und Gesetzeswidrigkeit auf der einen Seite und Dekonstruktion traditioneller normativer Denksysteme auf der anderen Seite völlig unterschiedliche Konsequenzen. Denn gerade im unkonventionellen Verhalten erweisen sich Traditionen und Konventionen gewissermaßen als Sprungbrett, von dem aus freies Verhalten in höhere Dimensionen und neue Räume zuvor unerschlossener Denkwirklichkeiten und Verhaltensoptionen vordringen kann. Insofern könnte es auch sein, dass durch die Dekonstruktion jedweder normativer Systeme nicht nur individuelle Hemmnisse für bestimmte Denk- und Verhaltensweisen abgebaut werden, sondern auch zuvor normativ strukturierte bzw. erschlossene Denk- und Verhaltensräume de-strukturiert und damit amorph werden. Denn die normativ eingeengten Denkgrenzen generieren in einem gewissen Sinne überhaupt erst Denkräume dadurch, dass sie im Nichts der grenzenlosen Freiheit Grenzen schaffen und damit mit dem (erlaubten) Diesseits und dem (verbotenen) Jenseits der so definierten Grenze sowohl in der kognitiven als auch in der behavioralen Dimension entsprechende Räume potentiell freien Verhaltens generieren. An der so definierten normativen Grenze kann der freie Wille der Subjekte sich abarbeiten und schärfen. Das Setzen einer normativen Denk- oder

Verhaltensgrenze schafft damit sozusagen ein Ziel, an dem das den Menschen innewohnende Streben nach Freiheit und Wachstum sich orientieren kann. Würden entsprechende Grenzen nicht bestehen, wäre der entsprechende Denk- und Verhaltensraum unstrukturiert und in seiner unbegrenzten Freiheit in einer eigenartigen Art und Weise gar nicht existent.

Das Streben nach Freiheit scheint aber den meisten Menschen innezuwohnen. Die semantischen Supersysteme der menschlichen Gesellschaften (Alltagssprachen, Traditionen, Literatur, Musik, Poesie, Religionen etc.) beinhalten allesamt teils explizit teils implizit zahlreiche normative Setzungen. Diese sind zum Teil gegeben in Form der legislativen Gesetze, vor allem aber implizit und deutlich schwerer auf den ersten Blick erkennbar im Kontext der jeweiligen Alltagssprache, behavioraler Konventionen und Gewohnheiten, moralisch überhöhter Sitten, medialer Diskurse, der Literatur, der Poesie oder im postmodernen Chat im Internet und den sozialen Netzwerken.

Gerade im unkonventionellen Verhalten erweisen sich die Grenzen und normativen Konventionen gewissermaßen als Sprungbrett, von dem aus freies Verhalten in höhere Dimensionen und neue Räume zuvor unerschlossener Denk- und Verhaltensoptionen vordringen kann.

Die kulturellen semantischen Supersysteme (Alltagssprache, Tradition, Literatur, Poesie, Religionen etc.) fungieren wie normative Grundstrukturen. Sie begrenzen und ermöglichen Freiheit zugleich.

Die Analyse der Semantik, der Struktur und des Funktionierens solcher semantischer Supersysteme, aber auch deren gezielte Entwicklung hin zu offen deklarierten, humanistischen Zielen kann dabei auch als neurokognitiver Auftrag verstanden werden. Der körperliche Geist arbeitet an seiner eigenen Phylogenese, indem er seine geistige (semantische) Ökologie gestaltet, die ihm in ihrer fast grenzenlosen Freiheit im Konkreten und Situativen doch immer nur in irgendeiner körperlichen Realität begegnet. An diesem Auftrag arbeiten Menschen seit Jahrtausenden, dafür lebten sie und dafür starben sie. Und Kant hat Recht, wenn er darauf hinweist, dass es oft Mut benötigt, um die semantische Struktur der geistigen Ökologie nicht nur passiv – den mentalen Strömen der eigenen Zeit folgend – hinzunehmen, sondern auch aktiv mit den Werkzeugen der eigenen Vernunft daran zu arbeiten. Sapere aude!

Literatur

Ach N (1935) Analyse des Willens. Handbuch der biologischen Arbeitsmethoden. Reihe: Abt. VI Methoden der experimentellen Psychologie, hrsg. v. Abderhalden E. Berlin, Wien: Urban & Schwarzenberg.

Aristoteles (2011) Physik II 3, 194b, 23–35. In: Zekl G (Hrsg.) Aristoteles. Physik. Vorlesung über Natur. Erster Halbband (Bücher I-IV). Hamburg: Meiner Philosophische Bibliothek.

Aristoteles (1984) Metaphysik. Buch Delta, 2. Abschnitt. Stuttgart: Reclam.

Bieri P (2011) Das Handwerk der Freiheit. Über die Entdeckung des eigenen Willens. 10. Aufl. Frankfurt a.M.: Fischer Taschenbuch Verlag.

Birbaumer N, Schmidt R (2010) Biologische Psychologie. 7. Auflage. Berlin, Heidelberg, New York: Springer.

Descartes R (1960) Meditationen über die Grundlagen der Philosophie. Hamburg: Felix Meiner Verlag.

Eccles JC (1994) Wie das Selbst sein Gehirn steuert. München: Piper.

Eysenck MW, Keane MT (2010) Cognitive Psychology. 6. Auflage. Hove: Psychology Press.

Falkenburg B (2012) Mythos Determinismus. Wieviel erklärt uns die Hirnforschung. Berlin, New York: Springer Spektrum.

Goschke T (2004) Vom freien Willen zur Selbstdetermination. Kognitive und volitionale Mechanismen der intentionalen Handlungssteuerung. Psychologische Rundschau 55:186–197.

Haggard P (2008) Human volition: towards a neuroscience of will. Nature Reviews Neuroscience 2008 9:934–946.

Hartung S (1995) Das Tourette Syndrom TV Beiträge. DVD. Ern mira hempel media.

Heckhausen H, Gollwitzer PM (1987) Thought Contents and Cognitive Functioning in Motivational versus Volitional States of Mind. Motivation and Emotion 11, Nr. 2, 1987:101–120.

Herman ES, Chomsky N (1994) Manufacturing consent. The Political Economy of the Mass Media. London: Vintage Books.

Kant I (1956) Kritik der reinen Vernunft. Hamburg: Felix Meiner Verlag.

Kant I (1999) Was ist Aufklärung? Ausgewählte Schriften. Hamburg: Felix Meiner Verlag.

Kornhuber H, Deecke L (1965) Hirnpotentialänderungen bei Willkürbewegungen und passiven Bewegungen des Menschen. Bereitschaftspotential und reafferente Potentiale. Pfluegers Archiv für die Gesamte Physiologie 284:1–17.

Krämer S (Hrsg.) (1996) Bewusstsein. Philosophische Beiträge. Frankfurt a.m.: Suhrkamp Wissenschaft.

Kurthen M (1996) Das harmlose Faktum des Bewusstseins. In: Krämer S (Hrsg.) Bewusstsein. Philosophische Beiträge. Frankfurt a.M.: Suhrkamp Wissenschaft. S. 17–35.

Lévi-Strauss C (1962) Das wilde Denken. 16. Aufl. 2013. Frankfurt a.M.: Suhrkamp Taschenbuch Wissenschaft.

Libet B (2004) Haben wir einen freien Willen? In: Geyer C (Hrsg.) Hirnforschung und Willensfreiheit. Zur Deutung der neuesten Experimente. Frankfurt a.M.: Suhrkamp. S. 268–289.

Lipps T (1903) Einfühlung, innere Nachahmung, und Organempfindungen. Archiv für die gesamte Psychologie 1903 1:185–204.

Metzinger T (1992) Bewusstsein. Beiträge der Gegenwartsphilosophie. Paderborn: Schöningh.

Milton J (1654) An apology for Smectymnuus with the reason of church-government by John Milton. EEBO Editions, ProQuest 2011.

Northoff G (2010) Freier Wille und Gehirn – eine neuro-relationale Hypothese. In: Stompe T, Schanda H (Hrsg.) Der freie Wille und die Schuldfähigkeit in Recht, Psychiatrie und Neurowissenschaften. Berlin: Medizinisch Wissenschaftliche Verlagsgesellschaft. S. 37–62.

Pauen M (2001) Grundprobleme der Philosophie des Geistes. Frankfurt a.M.: Fischer Verlag.

Petzold H, Sieper J (Hrsg.) (2008) Der Wille, die Neurobiologie und die Psychotherapie. Zwischen Freiheit und Determination. Bielefeld: Edition Sirius.

Pins D, Ffytche D (2003) The neural correlates of conscious vision. Cerebral Cortex 2003 13:461–474.

Prinz W (2004) Der Mensch ist nicht frei. Ein Gespräch. In: Geyer C (Hrsg.) Hirnforschung und Willensfreiheit. Die Deutung der neuesten Experimente. Frankfurt a.M.: Suhrkamp. S. 20–26.

Ranganath C, Hasselmo ME, Stern CE (2014) Short-Term Memory: Neural Mechanisms, Brain Systems, and Cognitive Processes. In: Gazzaniga MS, Mangung GR (Hrsg.) The Cognitive Neurosciences. Cambridge, MA, London: Bradford Book MIT Press. S. 527ff.

Roth G (2004) Das Problem der Willensfreiheit. Information Philosophie 2004 5:1–6.

Rotter JB (1975) Some problems and misconceptions related to the construct of internal versus external control of reinforcement. Journal of Consulting and Clinical Psychology 43:56–67.

Rushworth MFS, Chau BKH, Schüffelgen U, Neubert FX (2014) The Frontal Cortex and Decision Making. In: Gazzaniga MS, Mangung GR (Hrsg.) The Cognitive Neurosciences. Cambridge, MA, London: Bradford Book MIT Press. S. 501ff.

Schleichert S (1992) Der Begriff des Bewusstseins. Eine Bedeutungsanalyse. Frankfurt a.m.: Klostermann.

Schmid S (2011) Finalursachen in der frühen Neuzeit: Eine Untersuchung der Transformation teleologischer Erklärungen. Berlin: Walter de Gruyter.

Searle JR (2004) Freiheit und Neurobiologie. Frankfurt a.M.: Suhrkamp.

Shadlen M, Gold J (2004) The neurophysiology of decision-making as a window on cognition. In: Gazzaniga MS (Hrsg.) The Cognitive Neuroscience. MIT Press. S. 1229–1241.

Siegward C (1889) Kleine Schriften. Zweite Reihe zur Erkenntnislehre und Psychologie. 2. unveränd. Auflage. Freiburg i.Br.: Akademische Verlagsbuchhandlung.

Singer W (2004) Verschaltungen legen uns fest: Wir sollten aufhören, von Freiheit zu reden. In: Geyer C (Hrsg.) Hirnforschung und Willensfreiheit. Die Deutung der neuesten Experimente. Frankfurt a.M.: Suhrkamp. S. 30–64.

Stegmüller W (1989): Hauptströmungen der Gegenwartsphilosophie. Eine kritische Einführung. Band I. 7. Auflage. Stuttgart: Alfred Kröner Verlag.

Steinvorth U (1987) Freiheitstheorien in der Philosophie der Neuzeit. Darmstadt: Wissenschaftliche Buchgesellschaft.

Stompe T, Schanda H (Hrsg.) Der freie Wille und die Schuldfähigkeit in Recht, Psychiatrie und Neurowissenschaft. Berlin: Medizinisch Wissenschaftliche Verlagsgesellschaft.

Striano T, Reid V (2009) Social Cognition. Chichester: Wiley-Blackwell.

Tebartz van Elst L (2003) BioLogik. Leben, Denken, Wirklichkeit. Berlin: NoRa-Verlag.

Tebartz van Elst L (2007a) Alles so schön bunt hier. Gehirn-Scans sagen viel weniger aus, als sie hineininterpretiert wird. DIE ZEIT 34/2007. http://www.zeit.de/2007/34/M-Seele-Imaging (Zugriff am 02.02.2015).

Tebartz van Elst L (2007b) Freiheit im neuronalen Netz. In: Berger M, Just H, Kindt H (Hrsg) Entscheidungsfreiheit und ihre Grenzen. Ein interdisziplinärer Dialog. Albert-Ludwigs-Universität. Schriftenreihe, Heft 4 2007. S. 41–56.

Tebartz van Elst L (2013) Das Asperger-Syndrom im Erwachsenenalter: und andere hochfunktionale Autismus-Spektrum-Störungen. Berlin: Medizinisch Wissenschaftliche Verlagsgesellschaft.

Tebartz van Elst L, Perlov E (2013) Epilepsie und Psyche. Psychische Störungen bei Epilepsie – epileptische Phänomene in der Psychiatrie. Stuttgart: Kohlhammer Verlag.

Tsuchiya N, Koch C (2014) On the Relationship Between Consciousness and Attention. In: In: Gazzaniga MS, Mangung GR (Hrsg.) The Cognitive Neurosciences. Cambridge, MA, London: Bradford Book MIT Press. S. 839ff.

Vierkant T (Hrsg.) (2008) Willenshandlungen. Zur Natur und Kultur der Selbst-steuerung. Frankfurt a.M.: Suhrkamp.

Vorländer K (1990) Geschichte der Philosophie. Band III: Neuzeit bis Kant. Reinbek: Rowohlt.

Walde B (2008) Wille und Determinismus: Wäre die Wahrheit des Determinismus mit der Willensfreiheit vereinbar? In: Vierkant T (Hrsg.) Willenshandlungen. Zur Natur und Kultur der Selbststeuerung. Frankfurt a.M.: Suhrkamp. S. 67–87.

Wolf C (2008) Kassandra. Frankfurt a.M.: Suhrkamp.